身体の痛みと不調が消える

究極の姿勢

湘南カイロ会長
高木二朗太

彩図社

はじめに

本書を手にとっていただき、ありがとうございます。

カイロプラクターの高木二朗太と申します。私はカイロプラクティックという施術を通して、40年以上様々な症状で悩み苦しんでいる患者さんを、延べ22万人以上診てきました。

おそらく、この本を開いていただいたということは、あなたは姿勢について何かしらの興味かお悩みをお持ちで、本書の中に何か解決策があるのではと思われたからではないでしょうか。


そこで質問です。

「あなたの思う理想の正しい姿勢とは、どんな姿勢ですか?」

そう聞くと、色々思い浮かぶと思います。オリンピックの体操選手、ハリウッド女優、モデルがランウェイを歩く姿、キャビンアテンダント、消防士や自衛官の「気をつけ」

の姿勢、マサイ族などの先住民……。人それぞれのイメージがあると思いますが、共通していることは、「姿勢がきれいな人は、美しく、凛々しく、若々しく見える」ということではないでしょうか。

それでは、次の質問です。次にあげた症状は、何が原因で起きているか分かりますか？

①眩暈《めまい》や頭痛、頭重感
②脳血管疾患（脳梗塞、脳血栓、脳内出血など）
③高血圧
④認知症
⑤首、肩コリ、肩痛、腕のしびれ、猫背、前肩（巻き肩）、五十肩
⑥胸の痛み、背中のコリや痛み
⑦呼吸が浅い、息苦しい、呼吸器の症状（風邪を引きやすい、喘息）
⑧腰痛、坐骨神経痛、股関節痛、膝痛
⑨疲れやすい、疲れが取れない、寝ても寝ても疲れている

⑩胃の不調
⑪便秘、下痢
⑫腎臓の不調
⑬生理痛や生理不順、不妊症など
⑭お腹ポッコリ、胸やお尻が垂れる、背中のぜい肉、老けて見える、身長が低くなる
⑮ロコモティブシンドローム（骨粗しょう症などの運動器症候群、認知症も含む）
⑯鬱などの神経症状、キレやすい子ども達

様々な症状をあげましたが、**実はこれらは、全て1つの原因によって起こります**。

その原因とは、**「姿勢の悪さ」**です。

姿勢が悪くなると、背中が丸まり猫背になるなど見た目が悪くなるというイメージがあると思いますが、見た目の問題だけではなく、様々な不調をも引き起こすのです。

私の施術院には、このような悩みを抱えた方が多くいらっしゃいます。そのような方々とお話ししていて感じることは、不調の原因が分からず長い間辛いままに病院巡りをし

ていたり、姿勢によるものだと分かっていながらも、対処できずに苦しんでいらっしゃる方が少なくないということです。

また、正しい姿勢を誤解していて、かえって腰を痛めてしまう人もいます。ですから、これからお話しすることは、姿勢が悪い人はもちろん、姿勢が良いはずなのに腰痛などの症状があるという人にも参考になるはずです。

例えば、姿勢が悪くなって起こる代表的な症状に肩コリがあります。

肩コリで悩む人の多くは、病院で検査をしても異常なしと診断され、貼り薬や飲み薬が処方されます。

または、「運動不足ですね」と言われたり、時にはレントゲン検査を受けて、姿勢の悪さからくるストレートネックと診断されたりします。それでも処方されるものは一緒で、貼り薬や飲み薬です。

しかし、それでは原因である姿勢の悪さは直らないので、結局自分ではどうすることもできず、マッサージ、接骨院、鍼灸《しんきゅう》院、整体、カイロプラクティックなどの民間療法巡りをします。

どこに行っても良くならなくて、最終的に私のところにいらっしゃった患者さんは、「こんなに辛いのに異常なしってどういうこと」「私は何が原因で具合が悪いの」「運動しても効果がない。疲れ切った身体で運動しても長続きしない」と私に訴えます。

肩コリもひどくなれば吐き気や頭痛、歯痛も伴います。こうなると鎮痛剤も効かないケースが多く、ＣＴやＭＲＩ検査で脳に問題がないか検査しますが、問題は姿勢にあるわけですから、もちろん異常なしと診断されます。同様に、歯痛で歯医者に行っても異常なしと診断されます。

病院の先生に、「肩コリからきている場合もあるよ」と言われて、ついに私のところへ来たという患者さんも少なくありません。

それでは、姿勢の悪さを改善し、不快な症状を改善するためには、どうすればよいのでしょうか？

私はこのような患者さんたちには、姿勢が悪くなるメカニズムとその自己療法をお伝えしています。まず患者さんに症状がどのようなメカニズムで発生するかを理解してもらい、自分の身体がどういう状態になっているかを認識してもらいます。本書も、そのような構成になっています。

これは自己療法を日常生活に取り入れる重要性を知ってもらうためです。そして自己療法を実行することで、症状の早期改善と、良くなってからの予防につながるのです。

肩コリの原因が何からきているか、その症状の原因となる日常生活の姿勢を改善しないと、いくら私が施術をしても根本的な改善や再発防止になりません。

肩が凝るなどの症状が現れた時、運動やストレッチをしてみるものの、効果がないと諦めてしまう方は多いようです。

なぜ効果がないかというと、それはすでに、日常生活の姿勢で身体に癖がつき、筋肉が癖のある悪い姿勢を記憶して、身体の歪みを作ってしまっているからです。そしてさらにそれが続くと、関節まで動きが悪くなり固まってしまい、首・肩コリや腰痛の原因になるのです。

凝り固まってからでは遅いのです。

「転ばぬ先の杖」ということわざにもあるように、凝らないよう、固まらないように、日常生活の中で気を付けることが重要なのです。

本書では、悪い姿勢になる原因の解説と悪い姿勢をリセットして正しい姿勢を保てるようにするための自己療法、そして「究極の正しい姿勢」を紹介いたします。

いつでもどこでもできる自己療法で、皆さんのお役に立てれば幸いです。

姿勢を改善し、健康で美しく、そして若返ってください。

2018年8月　著者

第2章　姿勢のチェックと姿勢を良くするエクササイズ

第3章　身体に痛みと不調をもたらす各部位のエクササイズ

第4章 正しい姿勢を知り、身体にインストールする

第1章

悪い姿勢は不調を招く

悪い姿勢が引き起こす不調と身体の構造の関係

「はじめに」で正しい姿勢をイメージしていただきましたが、本書で言う「正しい姿勢」とは、**身体が楽になる姿勢**のことです。

身体が楽な姿勢は、若く美しく見えます。

本書では、この「身体が楽で、若く美しく見える姿勢」を作ることを目指します。


しかし、本書を手に取られている方は、おそらくすでに何かしらの身体の不調を感じている方でしょうから、まずは姿勢の悪さがどのようにして不調を引き起こすのかということを、カイロプラクティック的な考察を含めて解説したいと思います。

「はじめに」であげた様々な症状の原因が姿勢の悪さにあることはすでにお伝えしました。

なぜそのような不調が起きてしまうのか、それらを予防改善するためにはどのようにすればいいのか。それを知るためには、身体の構造、特に一般的に背骨と呼ばれる脊《せき》柱《ちゅう》と骨盤、そして筋肉の働きについて知っていただく必要があります。

そのため、本章ではまず、簡単にですが身体の構造についてご説明したいと思います。

とにかく早く身体をなんとかしたい、と思われる方は第2章の「姿勢のチェックと姿勢を良くするエクササイズ」から始めていただいて、時間ができましたらこちらの理論を読んでいただいても大丈夫です。

1・身体を中心で支える脊柱《せきちゅう》及び骨盤

骨盤はよく取り上げられるので、皆さんもおおむねイメージができると思いますが、寛骨《かんこつ》、仙骨《せんこつ》、尾骨《びこつ》からなる骨のことです。

そして脊柱とは、頚椎《けいつい》、胸椎《きょうつい》、腰椎《ようつい》、仙椎《せんつい》、尾椎《びつい》からなる、身体の支柱ともなっている骨格のことで、一般的に背骨と呼ばれることもあります。仙骨は仙椎が集まったものであり、尾骨は尾椎が集まったものであるため、骨盤と脊柱は一部がかぶっています。

次ページの図を見てください。脊柱を横から見ると、骨盤に基礎を置き、下から腰椎、胸椎、頚椎というように、骨盤の上に柱として立っています。

脊柱を真横から見ると中心軸は、頭のてっぺんから耳の穴を通り、腕と股関節の中心を通ってくるぶしの前方にあります。頚椎が前方に弯曲《わんきょく》しているのは、頚部は頭を支えなければならないため、できるだけ重心に近くなるからです。

胸椎は後方に弯曲しています。胸部は肺や心臓などの内臓があるため胸椎が後弯せざるをえなくなったためです。

腰椎は前方に弯曲しています。腰部は上体のすべての重みを支えなければならないので、頸椎と同様、重心にできるだけ近いほうが有利なため、お腹側に突き出ています。骨盤は仙骨が前傾していて、骨盤自体は直立しています。**頸椎の前弯、胸椎の後弯、腰椎の前弯、この3つの弯曲が正常なカーブであることと、骨盤が直立していることが正しい姿勢の重要なキーポイントになります。**

脊柱

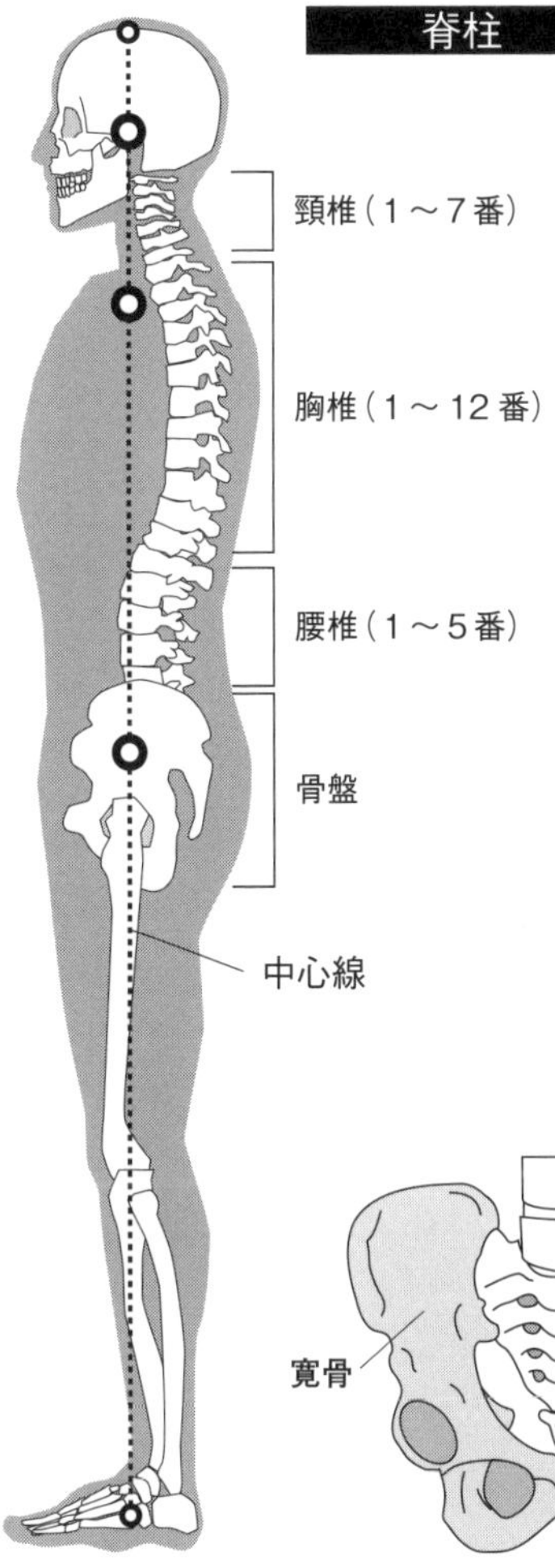

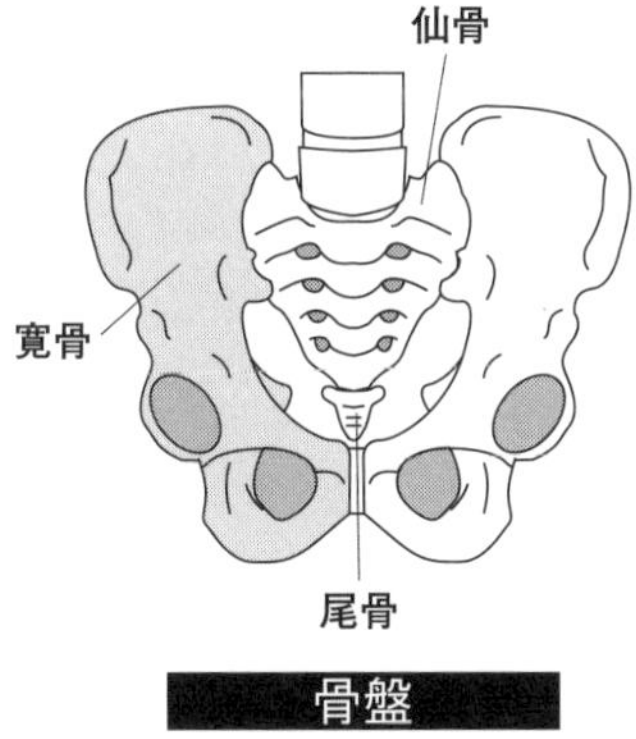

骨盤

2・姿勢を保持する抗重力筋

姿勢保持に最も重要なのは筋肉です。筋肉の働きについても説明します。

その重要な筋肉は**抗重力筋**といいます。

抗重力筋は、地球の重力に対して、身体を支えるために働く筋肉です。抗重力筋は下腿《かたい》・大腿《だいたい》・腹部・胸部・首の各部前後に張り巡らされ、前後で互いに伸び縮みをしながらバランスを取っています。立っているだけ、座っているだけでも常に抗重力筋のどれかが緊張しています。最も疲労しやすく収縮したままになりやすい筋肉といえます。

抗重力筋が疲れて身体を支えられなくなると、姿勢が乱れてしまいます。特に、ハムストリングと脊柱起立筋《せきちゅうきりつきん》が疲労しその役割が果たせなくなると、頭が支えられなくなり、猫背になります。

意識して姿勢を正しても、その時はいいのですが、また気が付くと猫背に戻っています。本来、抗重力筋は自動的に姿勢を支える筋肉なので、疲労とシコリ（筋肉の硬結）がなければ、常に正しい姿勢を保てるのです。

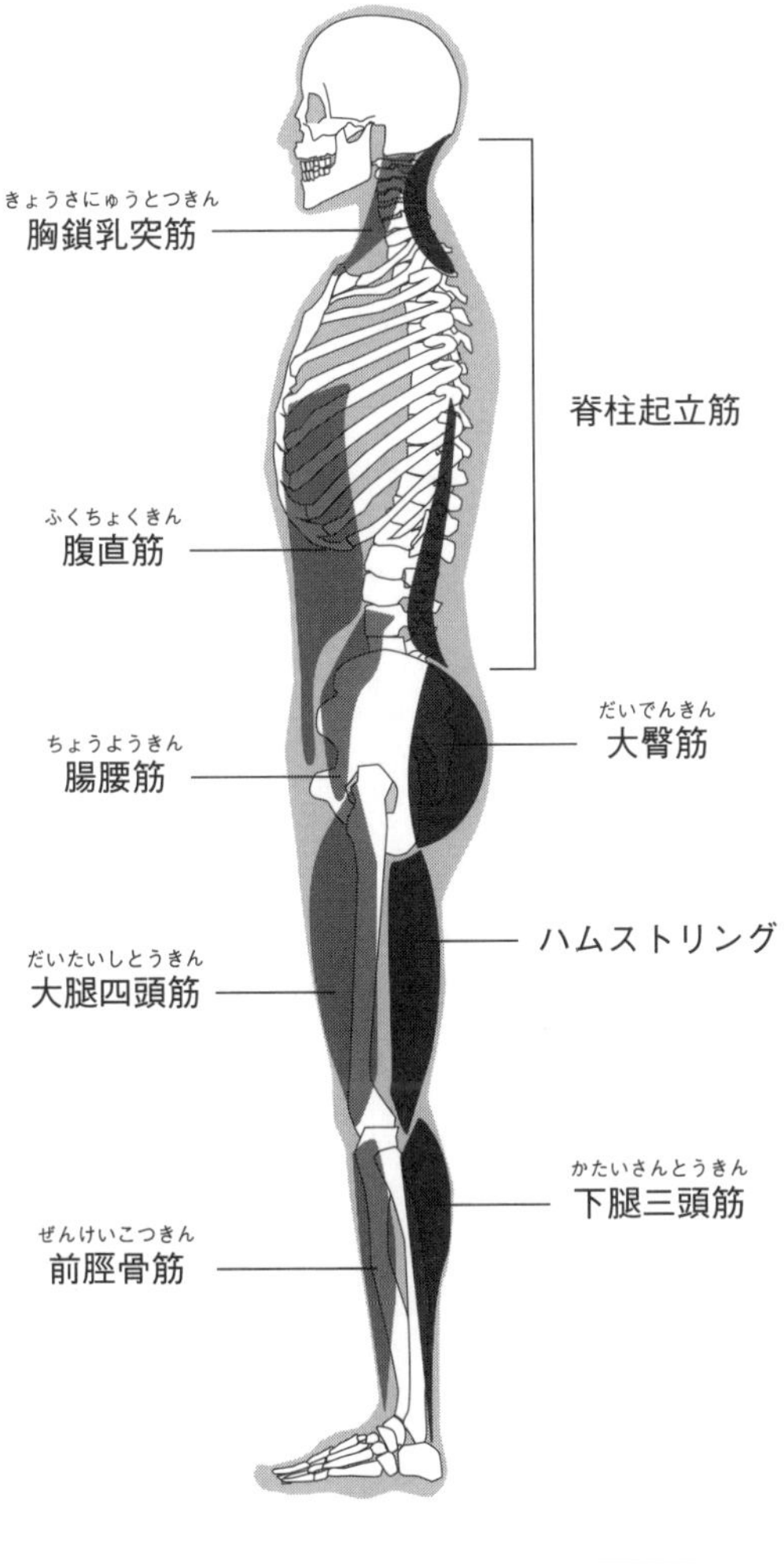
胸鎖乳突筋《きょうさにゅうとつきん》
脊柱起立筋
腹直筋《ふくちょくきん》
大臀筋《だいでんきん》
腸腰筋《ちょうようきん》
ハムストリング
大腿四頭筋《だいたいしとうきん》
下腿三頭筋《かたいさんとうきん》
前脛骨筋《ぜんけいこつきん》

抗重力筋の分布図

・**主要姿勢筋**

抗重力筋の中でも、特に姿勢保持に働く筋肉群を**主要姿勢筋**と呼びます。前ページの図では筋肉を腹側と背側に分けましたが、主要姿勢筋は全て背側にある筋肉です。

背側の筋肉が主要姿勢筋と呼ばれる理由は、**正常立位での重心線が身体のやや前方を通っているため、背側にある筋肉は全て持続的な筋緊張を保たなければならない**からです。

それに対して腹側にある筋肉は、持続的な緊張を必要とせず揺れ動く身体を調節する際に、断続的に収縮すれば立位を保つことができます。

本来、抗重力筋が正しい状態にあると、抗重力筋全体がバランスを取り合って身体の歪みが修正されます。

日常生活で身体に癖がつくと、抗重力筋は癖のある悪い姿勢を記憶して身体の歪みを作り、慢性の首痛や肩コリ、猫背、腰痛を引き起こします。

例えば座り仕事・立ち仕事のように一定の姿勢を続けることは抗重力筋の疲労や緊張

に繋がり、抗重力筋同士のバランスが乱れます。

これを防ぐためには、**一定の姿勢が1時間くらい続いた時は姿勢を変えて緊張を解くことが必要**です。

また座り仕事を長期間続け、歩かないことは下半身の抗重力筋を退化させ、抗重力筋同士のバランスを崩して姿勢が崩れます。

予防のために時々立ったり歩いたりして緊張を解き、時間がある時はウォーキングなどの適度な運動をすることをお勧めします。

それでは、姿勢を維持する身体の仕組みをご理解いただいたところで、「はじめに」で触れた眩暈や高血圧、肩コリ、腰痛などの症状が、悪い姿勢とどういう関係があるかを1つずつ解説していきましょう。

【首の痛みが頭痛を引き起こす】

①眩暈《めまい》や頭痛、頭重感

眩暈には、グルグル目が回る「回転性眩暈」、フラフラする「浮動性眩暈」や「動揺性眩暈」、頭がクラクラしたり一瞬目の前が真っ暗になる「立ちくらみを伴う眩暈」の4種類があり、これらは三半規管や内耳《ないじ》、脳の血管、血流の問題で起こるとされています。

眩暈の症状で病院（内科や耳鼻科）に行くと、これらが原因だと診断されることが多いのですが、薬を飲んでも眩暈がおさまらないといって私のところにいらっしゃる患者さんのほとんどは、**首の上部にある頸椎が歪み、筋肉に硬結（シコリ）があり、それが頭にいく血管を圧迫して血流が悪くなり、頭痛や眩暈を起こしています**。

頭痛が起きる例としては、高山病があります。高山病は、標高の高いところに行ったときに、気圧が変わって酸素が薄くなると頭痛や吐き気が起こる症状です。

酸素が足りないと頭痛になるのは、先程説明したように、首が硬くなっている人は頭への血流が悪いので、血流の悪い箇所がさらに酸欠になるからであり、頭痛や眩暈がひどい時は吐き気を催したり、吐いてしまいます。

私の患者さんで、富士登山に2回挑戦したのですが、2回とも高山病の頭痛で辛い思いをしたとおっしゃる人がいました。そこで、3回目をチャレンジする前に、頚椎や首の筋肉を徹底的に施術してから登山していただいたところ、頭痛になりませんでした。私はこの時、首と頭痛の関係性は間違いないと確信を強めました。

眩暈も首が原因ではないかと思ったのは、どの患者さんも頭を下げた時や上を向いた時、寝返りや右や左に向いた時、寝たり起きたりした時に眩暈を起こすからです。

私が原因だと思っている頚椎や首の筋肉を施術すると、ほとんど全員の患者さんの症状が改善されました。つまり、やはり首の硬さと頭痛や眩暈が深く関係しているのです。

そして、**首が硬くなる原因は、猫背、前肩、巻き肩（肩が前方に巻いている状態）などの悪い姿勢**によって、頚椎や首の筋肉が硬くなってしまったことにあります。

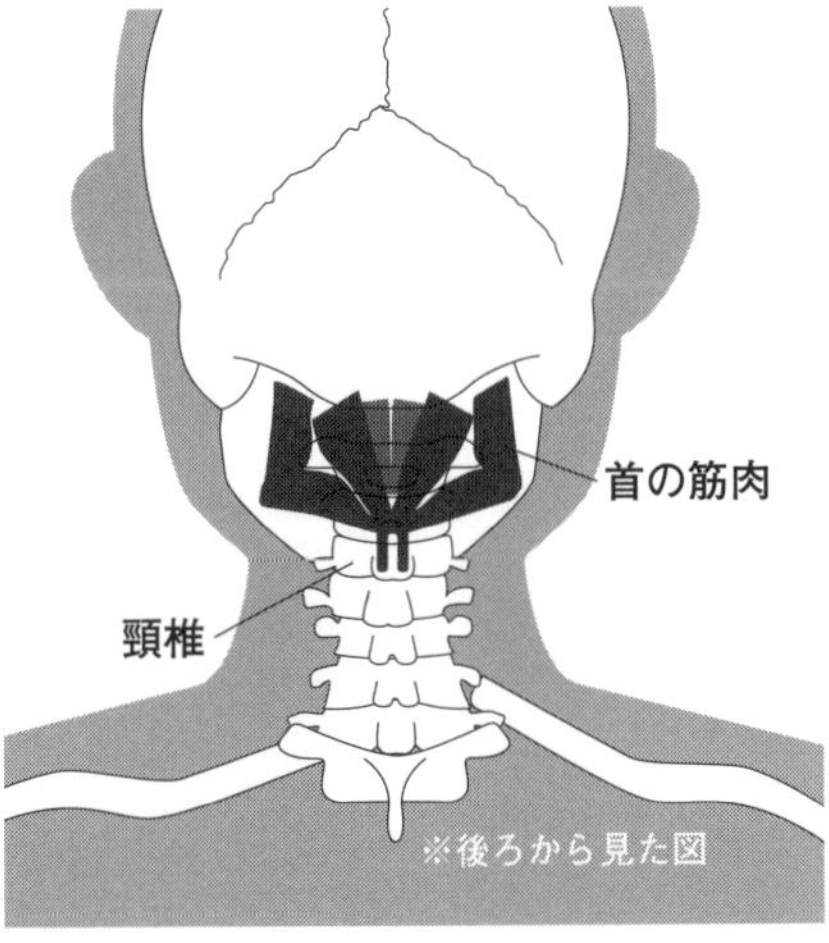

原因になった頚椎と筋肉の位置

【悪い姿勢が動脈硬化に関係している】

②脳血管疾患（脳梗塞、脳血栓、脳内出血など）

脳梗塞や脳血栓、脳内出血などの脳血管疾患は、脳の血管の動脈硬化などが原因となっています。

動脈硬化とは、簡単に説明しますと、動脈が古くなったガスホースのようにひび割れたり切れやすくなる（脳内出血）状態のことです。つまりは血管の老化です。

また、硬くなった動脈の内壁には脂肪沈着が起こり、血管内が狭くなって血栓ができて、梗塞《こうそく》（つまった状態）になります。血栓が剥がれて脳に飛んで詰まれば脳血栓となります。

動脈硬化は一般的には、食事、運動、喫煙、飲酒、ストレスなどが原因で起きるといわれていますが、姿勢も関係しています。

では、悪い姿勢と脳血管疾患にはどのような関係があるのでしょうか。

猫背、前肩の悪い姿勢になると、頸椎の可動性が悪くなり、首の動きが悪くなります。

すると、**頸椎の中を通っている椎骨《ついこつ》動脈や首の前を通っている頸動脈《けいどうみゃく》などの血管が、伸びたり縮んだりできなくなるために硬くなってしまいます。**

そして、動脈が硬くなると血管の老化が進み、血管内壁が狭くなり、血栓ができ、それが脳内に飛んで詰まらせたり、血管が切れて脳内出血になる可能性が高まるのです。

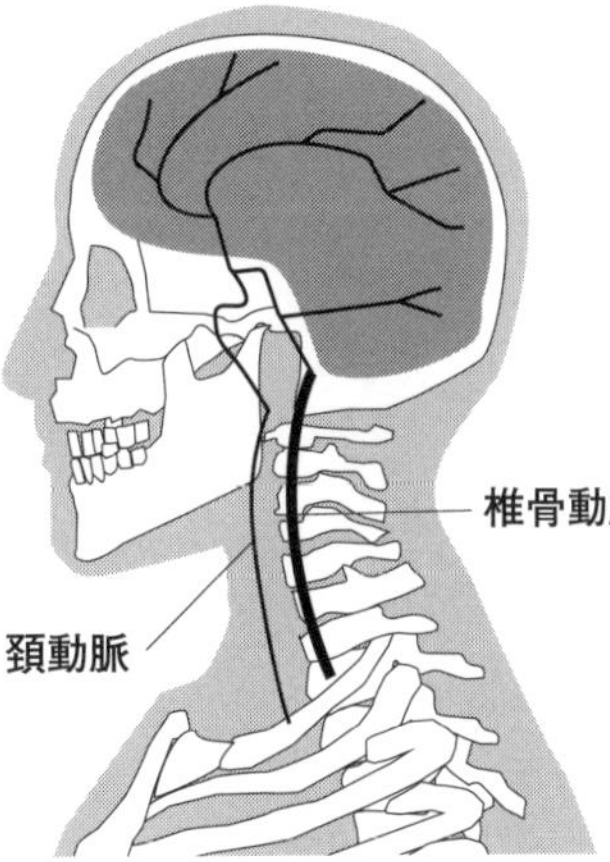

椎骨動脈

【首の硬さを緩めれば血圧は下がる】

③高血圧

高血圧も動脈硬化が原因とされており、食生活や塩分摂取、喫煙や運動不足が関係しているといわれています。動脈硬化の主な原因は血管の老化でしたね。つまり、ある程度の年齢になれば少しずつ動脈硬化になっていきます。それにより血圧も高くなります。しかし、40代や50代、60代といったそこまで高齢ではない年齢で高血圧と診断されてしまう人もいます。

このような、若くして血圧が高くなる患者さんには共通点があります。それは、**首が硬い（頚椎の動きが悪い、筋肉の緊張度合いが強い）こと**です。個人差はありますが、高血圧の人は首が太くて赤ら顔、首や頭の後ろが重い、張るなどの症状も特徴です。そこで、首の硬さと高血圧の関係について、私なりに仮説をたてました。

首の筋肉が硬いだけなら、首のコリや肩コリ、首の痛みで済みます。首が硬くなり頚椎まで動きが悪くなると、正常な首の動きがなくなり、さらに筋肉の緊張が進みます。

これにより、「②脳血管疾患」で説明したように、首から脳にいく血管が圧迫され、脳にいく血流が悪くなります。動脈硬化は内壁に脂肪沈着や血栓ができて狭くなっていますが、この場合は、血管が外から圧迫されて狭くなります。

脳は身体全体の約20％の血液を使う、人体で最も重要な部分です。そこに血液が回らなくなったら一大事なので、**心臓がバクバク働いて一生懸命血液を脳に送るようになり、血圧が高くなる**のではないかと思ったのです。

それを実証するために、首の硬さの原因である頚椎の関節、筋肉、筋膜、皮膚の機能障害がある患者さんに、施術で首の動きを改善したところ、高齢の患者さんでも血圧が下がりました。

若い人だと、病院の先生が高血圧の薬を軽いものに変えてくれたり、夜だけにしてくれたり、薬を飲んでいた時より血圧が下がり続けたために、「薬をやめて様子を見ましょう」と言われた方もいらっしゃいます。

首が硬くなるのは**猫背**、**前肩**などの悪い姿勢が原因です。つまり、やはり悪い姿勢が高血圧の原因となっているのです。

【悪い姿勢による血流の悪化が原因】

④認知症

認知症とは、様々な原因で脳の細胞が死んでしまったり、働きが悪くなったために知能や脳の機能に障害が起こり、生活に支障がある状態です。

認知症にはアルツハイマー型認知症、脳血管性認知症、レビー小体型認知症などがあります。このうち約60％がアルツハイマー型認知症、約20％が脳血管性認知症だとされています。

悪い姿勢が原因で起こる認知症は、**脳血管性認知症**です。

脳血管性認知症の原因は、脳の血流循環が悪くなり、脳梗塞や脳出血が生じて脳の一部が壊死してしまうことが原因とされています。

「②脳血管疾患」や「③高血圧」で説明したように、悪い姿勢になると猫背、前肩で首が硬くなり、**動脈硬化や血管の圧迫によって脳にいく血流が悪くなると、認知症になる確率が高くなります**。

【デスクワーク、立ち仕事による現代病】

⑤首や肩のコリ、肩痛、腕のしびれ、猫背、前肩（巻き肩）、五十肩

これらは悪い姿勢の典型的な症状です。

家事やデスクワーク、スマホや携帯操作などの姿勢は肩と背中が丸くなり、慢性になれば猫背になります。首も前弯カーブがなくなり真っ直ぐなストレートネックに、もしくは後弯になっています。

この姿勢になると、4kg近くある頭を支えている頚椎に負担がかかり、動きが悪くなります。首から肩の筋肉にも負担がかかり、緊張して硬くなります。筋肉だけが硬い時は首や肩のコリや痛みがでます。

この姿勢が続くと頚椎の関節も動きが悪くなり、首が前に出て、中心軸から外れ、抗重力筋が疲労して首がコリます。

さらに背中が丸くなり猫背と前肩になれば、肩コリや肩痛、腕のしびれもでます。猫背と前肩により腕があげにくくなると五十肩にもなります。

試しに、立ち姿勢もしくは座った状態で背中を丸めて猫背にし、前肩の姿勢で、両腕をバンザイのように上にあげて、どこまであがるかチェックしてください。この腕のあがりきった角度を覚えておいてください。

次に、背筋を伸ばし肩を引き、良い姿勢をしてください。その姿勢で、両腕を上にあげて、どこまであがるかチェックしてみてください。

猫背の時と背筋を伸ばした時を比べて違いが分かりますか。

良い姿勢よりも、猫背で前肩の悪い姿勢の方が腕のあがりが悪かったと思います。

このように、姿勢が腕や肩の動きに深く関係しているのが、お分かりいただけたと思います。

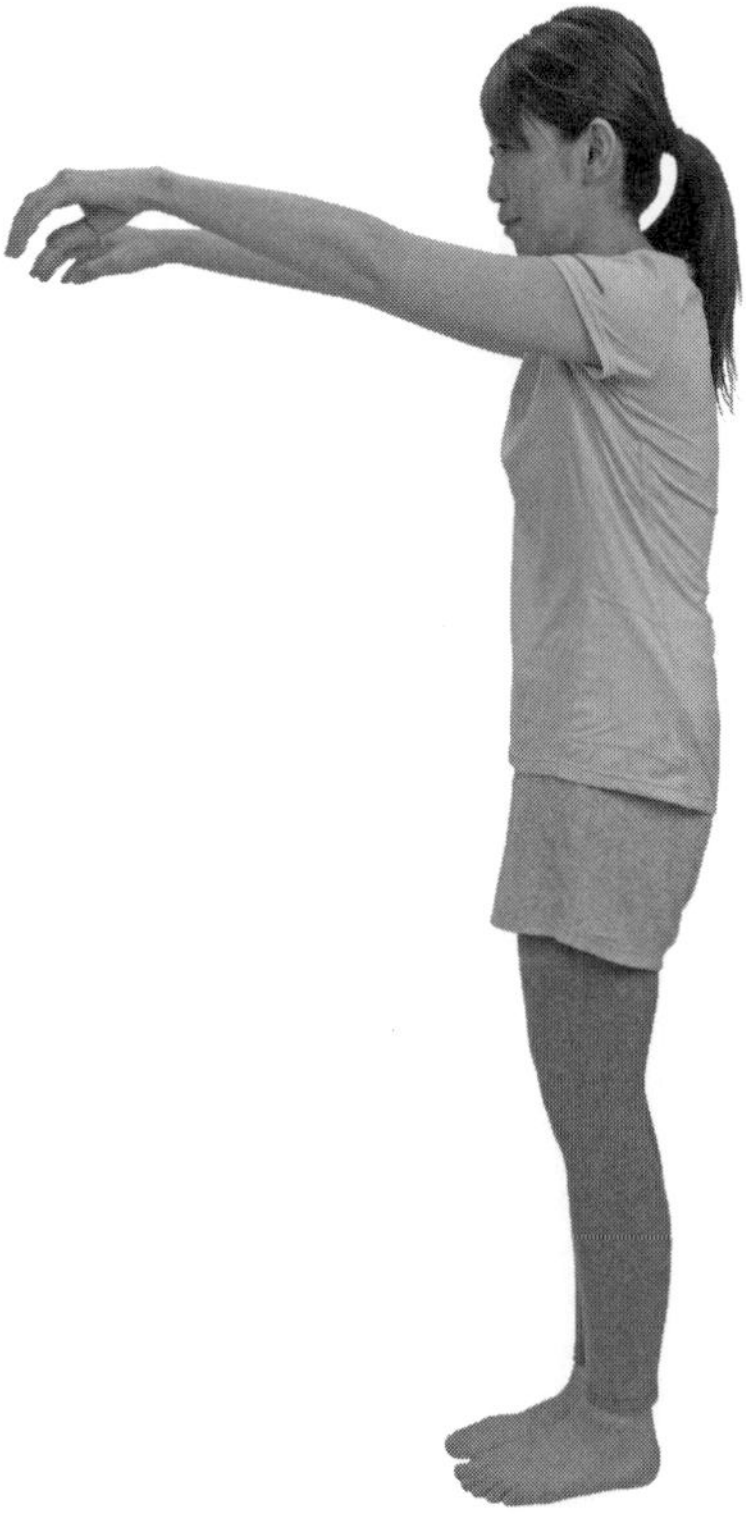

猫背・前肩のときの腕のあがり

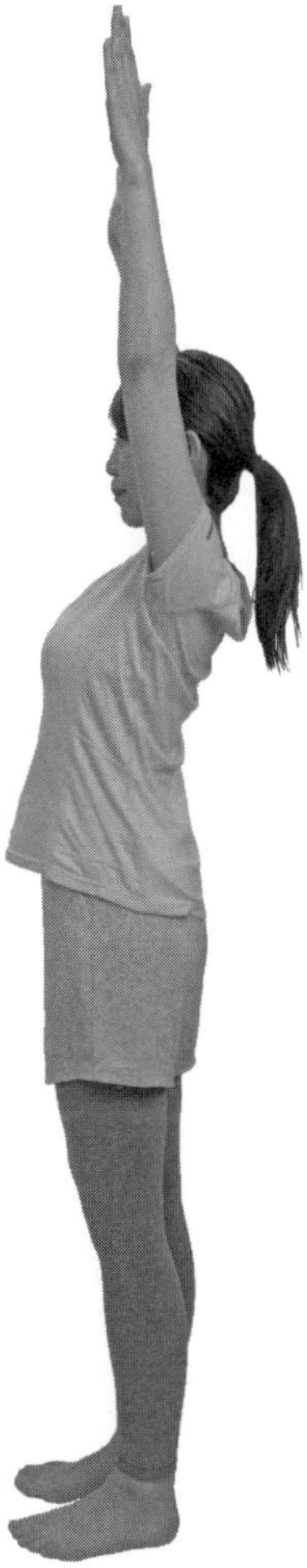

肩を引いた姿勢での
腕のあがり

【猫背によって胸にも背中にも痛みが出る】

⑥胸の痛み、背中のコリや痛み

腕を身体の前で使う仕事や家事、長時間のデスクワーク、荷物を持つ作業などで肩や背中の筋肉に負担がかかり硬くなると、背中のコリや痛みがでます。

さらにこの状態が続くと、背骨の関節の動きが悪くなり、固着してロックしてしまいます。背骨は丸くなったままになり、猫背がひどくなります。

肩も前肩になり、**首・肩の筋肉が緊張してさらに硬くなり、肩の前側についている大胸筋も緊張して硬くなります**。

背筋が伸ばしにくい状態で胸が開けず、まるでラジオ体操などでやる深呼吸の息を吐いた時の姿勢のようになっているので、背中のコリや痛みはさらに強くなり、慢性化します。

そうなってくると、大胸筋も緊張しているため胸に痛みが出てしまうのです。

【背骨が丸いと自律神経の働きを悪くする】

⑦呼吸が浅い、息苦しい、呼吸器の症状（風邪を引きやすい、喘息）

こちらを説明する前に、生命維持に深く関わる自律神経について解説します。

自律神経は、**「交感神経」**と**「副交感神経」**という相反する働きをする2つの神経に分かれています。

交感神経は頚椎、胸椎、腰椎の関節から出て、各器官の働きを司っています。

副交感神経は頭と首の付け根付近の頚椎上部と骨盤から出て、各器官の働きを司っています。また、身体をリラックスさせる働きや、睡眠、体温調節、内臓の神経、ストレスにも関係しています。

背骨の歪みでそこから出ている内臓の神経の働きに異常が起こると、内臓の症状や病気になります。例えば、背中の真ん中あたりの背骨が歪むと、消化器系の神経が出ているので胃の不調や症状の原因になります。

そして、背中の上の背骨が歪んだときは、そこから循環器や呼吸器系の神経が出ているので、風邪を引きやすくなったり、喘息症状になったりしてしまうのです。

これらの症状が出ても病院の検査では異常が発見されず、「ストレスが原因ですね」で片付けられることは少なくないのですが、実は姿勢に原因がある可能性があります。

また、この症状の原因はもう1つあります。

それは、「⑥胸の痛み、背中のコリや痛み」と重複しています。

猫背になったままだと肩も前肩になり、首肩の筋肉や大胸筋も緊張して、背筋が伸ばしにくく胸も広げられません。体操でやる深呼吸の息を吐いた時の姿勢になっているので、胸が圧迫され呼吸が浅く、息苦しくなります。**大きく息を吸い込もうとしても、背中と肩が丸くなり固まっているので胸が広がらないのです**。

試しに、背中を丸めて猫背にして前肩の姿勢で、深く息を吸い込んでみてください。

次に、背筋を伸ばし良い姿勢をしてください。その姿勢で深く息を吸い込んでみてください。

悪い姿勢の時と比べて違いが分かりますか。ほとんどの人は悪い姿勢の時より良い姿勢の方が深く息が吸えたと思います。

姿勢が、呼吸や呼吸器疾患と深く関係しているのが、お分かりいただけたと思います。

【腰痛の本当の原因は骨盤・背骨の歪みと筋肉の緊張】

⑧腰痛、坐骨神経痛、股関節痛、膝痛

腰痛や坐骨神経痛の原因は、**骨盤と腰椎の歪みと、腰の背筋と骨盤の臀筋《でんきん》の緊張**です。

前屈みの家事や長時間のデスクワークの姿勢は、腰椎の前弯カーブがなくなって逆に後弯になり、骨盤の直立がなくなり後傾しています。骨盤や背骨が丸くなり、背筋や臀筋が緊張して硬くなると、腰痛や坐骨神経痛になります。

そして、骨盤が後傾して腰椎が後弯すると、腰椎の一番下の背骨と骨盤との関節の圧迫が強まり、老化して弾力がなくなり硬く薄くなるという椎間板《ついかんばん》の変性が起きます。この状態の時に病院でレントゲンを撮ると、ほぼ100%椎間板ヘルニアと診断されます。

また、腰を伸ばしていることが困難なため、立つ、歩くといった腰を伸ばした姿勢で、腰痛や脚に痛み・しびれがでます。この状態の時、病院で診断されると脊椎管狭窄症《せきついかんきょうさくしょう》と診断されます。実際、MRIやCTを撮ると脊柱の中が狭くなっている場合が多いのです。

しかし、画像診断によってついた椎間板ヘルニア、脊椎管狭窄症、すべり症といった病名が腰痛の原因であるとは限りません。2012年、日本整形外科学会と日本腰痛学

会は、画像診断などでも原因が特定できない腰痛が全体の約85%を占めるとの腰痛診察ガイドラインをまとめました。それなのに、今現在も、画像診断をしてついた病名が腰痛の原因だと言い、薬や筋肉注射、神経ブロックで症状が改善されなければ手術を勧めています。おかしな話ですよね。

では、腰痛の真の原因は何か。それは、骨盤や背骨の歪みです。

この**歪みによって筋肉が緊張してコリができ、痛みやしびれを出す**のです。猫背や前肩になると首が硬くなって、首や肩や背中が凝ったり痛くなるのと同じ原因なのです（腰痛に関しては、前著『1日3分の自己療法で腰痛は治る！』をご覧ください）。

変形性股関節症や膝関節症も同じような原因です。

坐骨神経痛の腰椎と骨盤

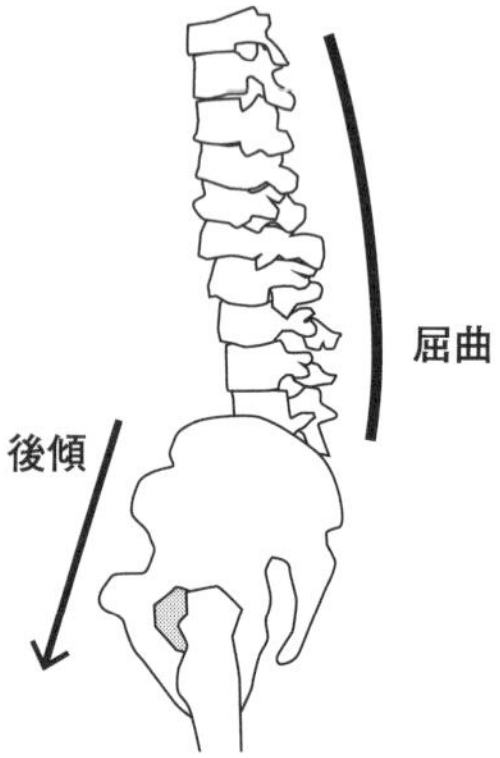

正常な腰椎と骨盤

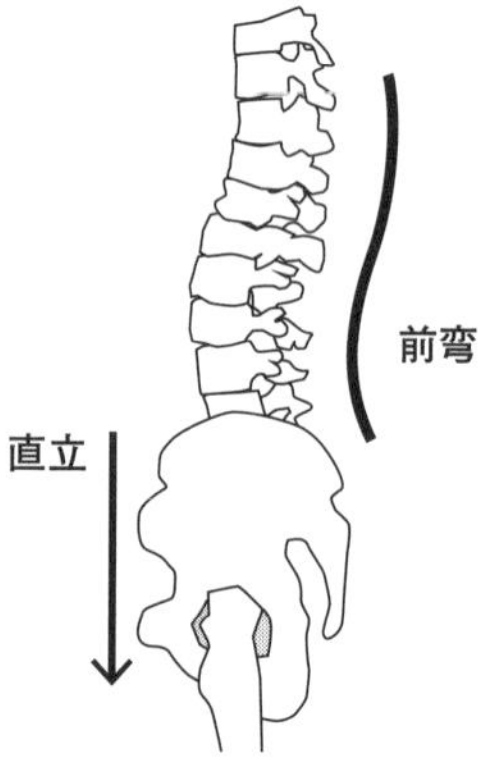

骨盤が後傾することで膝が曲がり、前重心になるため、股関節や膝を支える腿《もも》の前側の筋肉である「大腿四頭筋《だいたいしとうきん》」が緊張して股関節痛や膝痛になり、病院で検査すれば変形性の股関節症や膝関節症と診断されます。

膝痛の権威で、順天堂大学医学部整形外科学名誉教授の黒澤尚《くろさわひさし》先生は、著書の中で「現代医療には、膝痛の患者さんにとってマイナスになる治療法が数多くある」と指摘されています。黒澤先生の指摘するそれらの治療法を要約して紹介します。

1・鎮痛剤

鎮痛剤の中でも、非ステロイド性抗炎症薬というタイプのロキソニン、インフリー、インテバン、ボルタレンなどは強い痛みには効きますが、副作用で胃腸障害が現れたり、内臓に悪影響が及んだりすることがあります。この薬を長く服用するとさらに、腎機能低下、肝機能低下、造血機能低下などの重大な副作用を招く危険性があります。

2・ヒアルロン酸関節注射

黒澤先生いわく、「良くない医者」は、膝痛の患者さんにヒアルロン酸注射を打ちたがります。ヒアルロン酸関節注射での鎮痛効果はあくまでも一時的であり、せいぜい2〜3日しか持続しません。ヒアルロン酸関節注射を繰り返し打つほど、膝関節が弱って、膝痛の進行が早くなってしまうのです。

3・水抜き治療

「良くない医者」は、膝痛治療で効率よく保険点数を取る方法を熟知しています。薬や注射の治療に加えて「水抜き」（関節穿刺《せんし》による排液）をやりたがります。というのも、1つの注射器で高点数の水抜きとヒアルロン酸関節注射を一度に行えるからです。

実は、膝に水が溜まってもそれが痛みを招くわけではなく、あくまで膝の可動域を制限するだけです。水抜きでは炎症サイクルの悪循環は断ち切ることができません。しかも、関節を覆う滑膜《かつまく》の炎症を抑えないかぎり、関節液は過剰に分泌されつづけます。

4・半月板手術

半月板手術では膝痛を治せないどころか、変形性膝関節症の進行を早めてしまいます。関節鏡視下手術による半月板手術には、手術後、膝関節の変形が急速に進行し、膝痛が再発するという重大な問題があります。半月板を安易に取り除いてしまうためです。

加齢による半月板損傷は「変性断裂」という老化現象の一種であり、ケガや病気ではありません。海外で60歳以上の多数の人の膝関節を調べた研究では、半月板損傷は加齢によってふつうに起こる現象であり、膝痛には関係していないと結論づけられています。

こうした治療は、下手をすれば膝痛を悪化させるものが多いのです。私のところにも手術をしたくない、または手術をしたけど治らなかった、余計悪くなったと来院される患者さんが大勢います。

また病院では膝痛の原因として、**膝の筋肉が弱っている、運動不足、加齢で筋力が衰えているからだと言われますが、これも関係ありません**。あの筋肉がガッチリついているスポーツ選手でも、膝を故障して試合に出られなくなったり手術をしています。

加齢で筋肉が衰えているというのも同様です。例えば、80歳で片方の膝だけに痛みが出てそのまま数年が過ぎたとします。反対の膝は痛みが出ていません。痛くないほうの膝は歳をとっていない、なんてことはありませんよね。それに、70歳でも、もしかしたら65歳で膝が痛くても加齢が原因と言われます。加齢も膝痛の原因ではないのです。

膝痛を改善するためには、骨盤の歪みを調整して、大腿四頭筋《だいたいしとうきん》の緊張を取り除いてあげることです。大腿四頭筋とは、骨盤から股関節、膝関節を飛び越えて膝のお皿の下にくっつく、股関節や膝関節を動かす筋肉のことです。骨盤が歪むことで大腿四頭筋が緊張して硬くなると、股関節や膝関節部に痛みがでます。骨盤の歪みは腰痛だけにとどまらず、坐骨神経痛や股関節、膝関節痛の原因になるのです。

多くの場合、立ったり座ったり、階段の上り下りの時に痛みが出ます。膝を支えたり動かしている筋肉にシコリができて硬くなるから痛みが出るのです。肩コリも凝っているから辛くなります。柔らかかったら症状はでません。歩くのがおっくうになると外に出なくなり、悪くなると車椅子の生活や、寝たきりになってしまうこともありえます。

原因は骨盤の歪みと筋肉の硬さなのです。

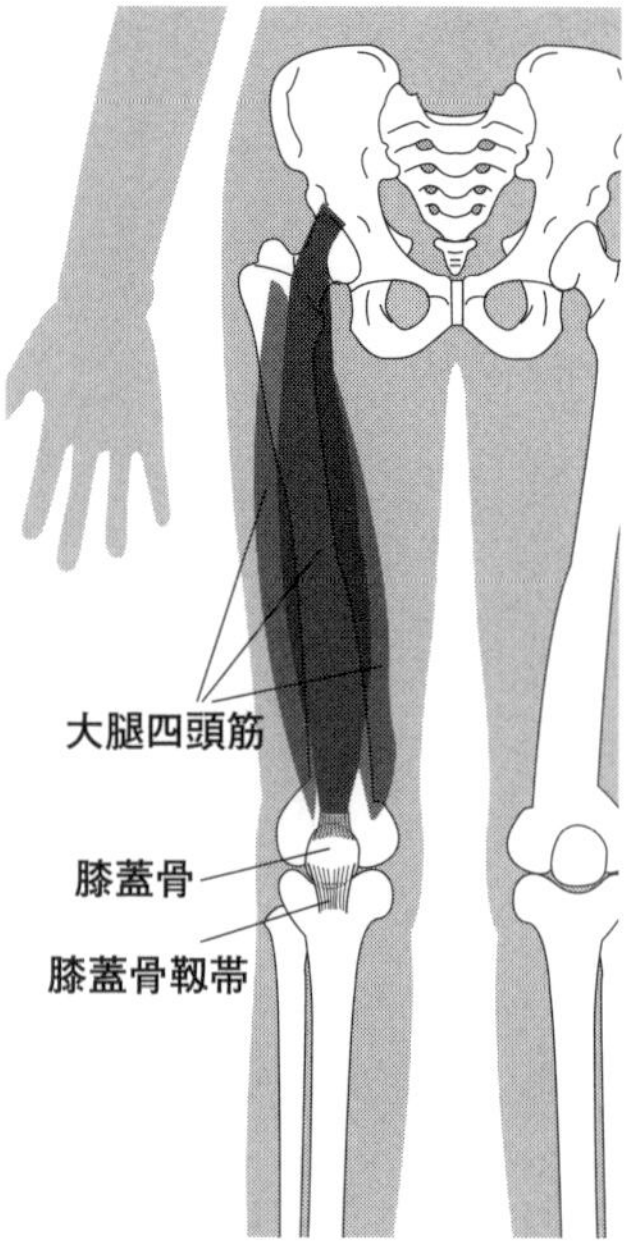

【姿勢の悪さによって、筋肉が緊張し続けている】

⑨疲れやすい、疲れが取れない、寝ても疲れている

悪い姿勢で背中が丸くなり、先述した姿勢を維持する背中の抗重力筋が緊張して硬くなると、疲れやすくなります。

抗重力筋は起きている時に身体を支えている重要な働きをしている筋肉なので、この筋肉が疲労して硬くなると背中を支えていられなくなります。

その**疲れている筋肉を使い続けるため、身体がさらに疲れたり、疲れが取れない身体になります**。そして寝ていても身体の緊張が解けず、朝起きた時にかえって身体がだるかったり、こわばっていて痛みがあったりします。

私のところにこの症状があって来院した患者さんに、「『疲れて寝たのに朝起きた時から肩や背中が凝っていて辛い』とか、『この身体で今日1日働くの？』と感じていませんか？」と尋ねると、皆さんうなずきます。このような人は、起きた時よりも起きて身体を動かして少し時間が経ってからの方がマシになります。でも、その身体で1日働けば、また疲労して雪だるま式に凝り固まってさらに辛くなっていくのです。

また、寝不足のせいだと思い寝てはみるものの、疲れがとれないという方が多いです。なぜなら、姿勢や身体の具合が悪い時は、あまり寝返りがうてないのです。寝返りをうたないと身体の硬くなったところを動かさないので、身体がもっと硬くなり寝ても寝ても疲れが取れなくなるのです。

人によっては疲れ過ぎて動くことが苦痛で、1つのことをやっては横になり、と休み休みじゃないと動くことができなくなることも少なくありません。このような人は「怠け病」、「動かないから具合が悪くなるんじゃないか」と周囲から言われるそうです。

私はそのような人に、「施術をして身体が元通りになれば、健康な時のように動けるようになり、疲れなくなります。ショッピングや外食、旅行にだって行けるようになります。でも今は、休み休みやっているから身体がもっているのです。元気に動けるようになるまでは、疲れたら休んでいいのですよ」とお話しします。

患者さんの中には、動きたくても動けない自分の身体に不安がつのり、原因が分からないその症状で、そのうち死んでしまうのではないかと不安に思われる方もいます。

でも原因が姿勢と分かれば対処できますね。正しい姿勢を目指して改善していきましょう。

【胃を快調にするのは背骨から出る自律神経】

⑩胃の不調

胃の不調は、「⑦呼吸が浅い、息苦しい、呼吸器の症状（風邪を引きやすい、喘息）」で説明した自律神経が関係しています。

胃の副交感神経は首の上部から、交感神経は肩甲骨と肩甲骨の間のちょうど真ん中くらいの背骨から出て、胃に行っています。

このどちらかの神経の働きが悪くなると胃の不調が起こり、消化不良で胃がもたれたり、胃が動かなくなり食欲がなくなったりします。または正反対の症状で、胃酸過多で胃に痛みが出ることもあります。

副交感神経が原因の胃の痛みも、交感神経が原因の胃の不調も、どちらも悪い姿勢で背中が硬くなったり、首の動きが悪くなることで起きる症状なのです。

【腰が曲がると大腸にも影響がある】

⑪便秘、下痢

これも自律神経が関係しています。

大腸の副交感神経は骨盤から、交感神経は背骨の下の腰椎から出て腸に行っています。

姿勢が悪いと、背中だけではなく腰も丸くなっています。**骨盤や腰椎が丸くなって固まってしまうと、大腸に行く神経の働きが悪くなり腸の不調の原因となり、便秘や下痢などになります。**

【背中側にある臓器ゆえの腰との関係性】

⑫腎臓の不調

腎臓は臓器の中でも数少ない背中側にある臓器です。それゆえに、悪い姿勢で首や背骨や腰が丸くなっていると、**腎臓も圧迫され正常な働きができなくなり、排尿のトラブルや血尿、足のむくみなどの原因になります**。

また、腎臓の副交感神経は首から、交感神経は背中の下部から出て腎臓に行っているので、首が歪んだり背中の下部の背骨が硬くなると神経の働きが悪くなり、腎臓の不調の原因になります。

私の経験ですが、ある朝起きて排尿をしたところ、真っ赤な血尿が出ました。特に疲れやすいなどの症状もなかったので、血尿をみてビックリしました。

ちょうど、その頃新しい調整法を導入して１か月くらいの時でした。

用事があり、同じ調整法を勉強していた友人に電話をかけた時、血尿の話をしたら「高木さんもこれで一人前ですね」と言われました。どういうことかと質問すると、「この調整法はかなり腰を屈めて施術するので身体が慣れるまでは腰に負担が大きく、腎臓に負担がかかり血尿が出る」と説明を受けました。

そう言われてみれば、この調整法をやり始めた頃は、背中や腰がパンパンに張っていたことを思い出しました。その時、腰に負担がかかると血尿が出るくらい腎臓に負担がかかるのだと思いました。

骨盤や背骨が丸くなって硬くなると、腰痛だけではなく、腎臓絡みの症状も現れてくるのです。

【骨盤や腰から出る自律神経に影響】

⑬生理痛や生理不順、不妊症など

これも自律神経が関係しています。卵巣や子宮など婦人科系の神経は、副交感神経は骨盤から、交感神経は腰椎から出て卵巣や子宮に行きます。

それゆえ、悪い姿勢で骨盤や腰が丸くなって硬くなると神経の働きが悪くなり、生理痛や生理不順、不妊症などの症状の原因になります。

【姿勢が良くなるだけで、スタイル良く若く見える】

⑭お腹ポッコリ、胸やお尻が垂れる、背中のぜい肉、老けて見える、身長が低くなる

これらの体型も、悪い姿勢が原因です。1つずつ見ていきます。

まず、ライザップのテレビコマーシャルのように姿勢を悪くして背中と腰を丸めて立ってください。この時のお腹の出具合と、お腹の脂肪をつまんで厚みを確認しておいてください。

次は、みぞおちを引き上げるようにしながら背筋を伸ばし、姿勢を良くして立ってみてください。この時のお腹の出具合とお腹の脂肪をつまんで厚みを確認してください。

ほとんどの人のお腹が姿勢が悪い時より引っ込み、脂肪の厚みも減っていませんか。これがお腹ポッコリの1つの原因です。

胸やお尻が垂れるのも悪い姿勢が原因です。先ほどのように姿勢を悪くして立つと、背中が丸くなり、胸の位置が下がります。この姿勢だと腰が伸びないのでお尻の位置も下がります。この姿勢が癖づいていると、**胸をあげる大胸筋やお尻をあげる大臀筋が退**

化し胸やお尻が垂れてしまうのです。

背中のぜい肉の場合は、悪い姿勢で背中が丸くなりそれが癖づいてしまうと、背中を伸ばすことができなくなり、背中の筋肉が退化することでつきます。

身体は動かさないところに脂肪が蓄積します。どんなに太っても肘や膝などの、否が応でも曲げ伸ばししている関節には、シワがあり脂肪はつきにくいのです。

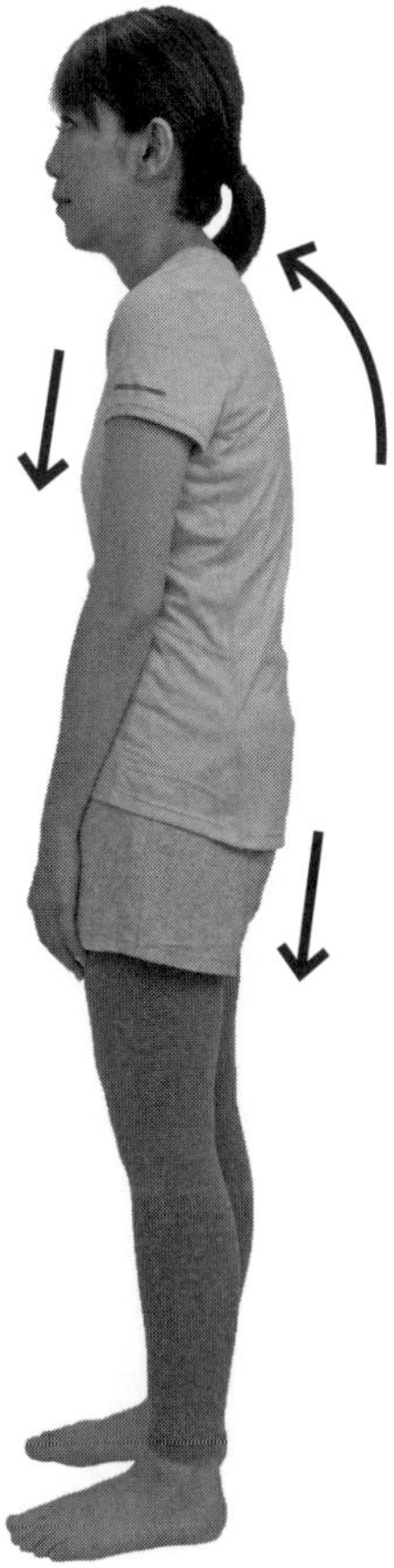

背中が丸くなると、胸の位置や
お尻の位置が下がり、
胸・お尻・背中の筋肉が落ちる

また、姿勢が悪いと老けて見えてしまいます。姿勢が悪い人の後ろ姿と、姿勢が良い同年代の人の後ろ姿を比べて見てください。姿勢が悪い人の方が老けて見えます。

さらに、背中が丸まっていると、単純にそれだけ身長が低くなります。

背中が痛くて来院された70代後半の女性の患者さんがいました。初診のときは背中も腰もやや丸くなった姿勢でした。数回の施術で痛みが取れた頃、その患者さんに「この歳で身長が伸びることってありますか」と聞かれました。

その患者さんは、老人検診に行ったら看護師さんに、「おかしい、おかしい」と3回も身長を測り直され、「この年齢で身長が伸びるわけがないのに、去年より1・5センチも身長が伸びている」と言われたそうです。ご自分でもこの歳で身長が伸びるわけがないと思いつつ、まさかと思い来院時に私に質問したそうです。

患者さんは背骨と背中の筋肉が硬くなり、背中と腰が丸くなって伸びきっていなかった状態だったので、施術によって背骨の丸さが取れて背中の筋肉が柔らかくなり、痛みがとれて背筋が伸び、身長に変化がでたのです。

そうした私の答えを聞いて、道で後ろから知り合いに「あなた、姿勢が良くなったわね」

と声をかけられたことを思い出したそうです。姿勢のことには気が付かなかったらしく、痛みがとれただけでなく、身長まで伸びたと喜んでいらっしゃいました。

悪い姿勢が慢性化すると、背骨の関節の動きが悪くなり、固着してロックされてしまうのですが、これが起きると背骨と背骨の間でクッションの役目をしている椎間板という軟骨が圧迫されて薄くなります。

若い時には椎間板の約80％が水分ですが、歳とともに徐々に減っていきます。この椎間板は夜寝ると重力がかからなくなることで、関節が広がり浸透圧で椎間板に水分が戻ってきます。そして、朝起きて重力がかかってくると椎間板から水分は多少押し出され、また寝ることで元に戻る、という状態を繰り返しています。

しかし、背骨の関節にロックがかかった状態だと、背骨と背骨の間が圧迫されて椎間板から水分が押し出されて薄くなり、背骨と背骨の間が狭くなったままです。背中が丸くなり背骨全体の関節が狭くなってしまった状態が猫背とよばれるもので、こうなると若い人でも身長は縮んでしまいます。

健康な人でも、朝と夜では1～1・5センチくらいは身長に差がありますが、もし朝と夜で変わらないとしたら、すでにロックした背骨が多数あるということです。

【姿勢の悪化で骨に体重がかかり、骨がもろくなる】

⑮ロコモティブシンドローム（骨粗しょう症などの運動器症候群、認知症も含む）

「ロコモ」という言葉を耳にしたことはあるでしょうか。これは、「ロコモティブシンドローム（運動器症候群）」の略称です。

「運動器」とは運動に関わる骨、筋肉、関節、神経などの総称のことで、人が自分の身体を自由に動かすことができるのは、この運動器の働きによるものです。骨、筋肉、関節は連携して働いているので、どれか1つ悪くなると身体がうまく動きません。

ロコモは、**この運動器のいずれか、あるいは複数に障害が起こり、「立つ」「歩く」といった機能が低下している状態**をいいます。

要支援・要介護の原因第1位は、運動器の障害、つまりロコモです（平成25年、厚生労働省）。

「健康寿命」という言葉はご存知ですか。健康寿命とは、健康上の問題がない状態で日常を送れる期間のことです。平均寿命と健康寿命との間には、女性で13年、男性で9年の差があります。それだけ、健康ではない状態で過ごさねばならない期間があるということです。

さらに骨粗しょう症や変形性膝関節症などの運動器の障害が加わると、日常生活にも支障をきたします。これらが原因で動けない期間が長くなると、考えることをしなくなり、認知症になりやすくなってしまいます。

要介護や寝たきりは、本人だけでなく家族や周囲の人にとっても問題になります。誰もが健康でイキイキとした生活を最後まで送りたいと思っていますよね。

ロコモを防ぐためにも、姿勢は重要です。

すでにお伝えしてきているように、姿勢が悪くなると背中が丸くなり猫背になります。**丸くなった背中から腰の背骨は、体重や重力が前側にかかるため背骨の変形が進み骨粗しょう症になりやすくなります。**

骨粗しょう症が進むと圧迫骨折をしやすくなったり、背中が伸ばせないために肋骨がお腹に食い込んだり、胃と腸が近づき胸焼けや便秘が起こります。

さらに進むと肺や心臓が圧迫され、呼吸が苦しくなります。これに加え「⑦呼吸が浅い、息苦しい、呼吸器の症状（風邪を引きやすい、喘息）」のように自律神経の働きも悪くなれば、肺の働きも悪くなり、肺炎になるリスクが高まります。

骨盤が後傾することで膝が曲がり、変形性の股関節症や膝関節症になり、「立ち座り」「歩行」「階段の昇り降り」が不自由になり、外に出ることや家の中で歩くことすらおっくうになり、さらに進むと車椅子、そして寝たきりと悪循環になっていきます。

「まだ私はそんな歳じゃない」と思った人は要注意です。

骨や筋肉にとっては若いうちからの運動習慣が重要で、20代から30代でその状態がピークを迎えます。**骨や筋肉は適度な運動や生活における活動で刺激や負荷を与え、適切な栄養を摂ることで維持されます**。弱った骨や筋肉では、40代、50代になると身体の衰えを感じ始め、60代以降は思うように動けない身体になってしまう可能性があります。

ただし、過度な運動などで負担がかかりすぎると、骨、軟骨、筋肉が傷んでしまいます。あんなに筋肉を鍛えているいい体格のいいスポーツ選手でも、使い過ぎれば肩や肘、膝、腰を傷めて手術をしたり引退する選手が多いことは皆さんもご存知だと思います。

健康な20代、30代から姿勢に気をつけて生活することで、元気で健康な60代を迎え、健康寿命を延ばしましょう。

【悪い姿勢は活動の気力を奪っていく】

⑯鬱などの神経症状、キレやすい子ども達

悪い姿勢が癖づくと首、肩、背中が丸くなり疲れが取れないことは「⑨疲れやすい、疲れが取れない、寝ても疲れている」でご説明しましたが、疲れが取れないとやる気・気力もなくなります。これがこじれると、治らない症状が不安を生み鬱状態になっていきます。

また、頚椎上部の関節が硬くなり、筋肉も硬くなって、脳にいく血管を圧迫して脳の血流を悪くしたり、副交感神経が正常に働かなくなってリラックスすることができなくなります。そうなると、不眠やイライラにさいなまれたり、怒りっぽくなったり、キレやすくなったりする原因になります。

姿勢が原因で起こる症状がこんなにあることに、お気づきでしたか。「たかが姿勢、されど姿勢」です。

私は、これらの症状で来院された患者さんたちの骨盤、腰椎、胸椎、頚椎の歪みや肩関節、股関節、膝関節などを調整し、独自の筋肉弛緩法や筋膜、皮膚の硬直を緩める施術をすることにより、症状を改善します。

どうしても施術が必要になる前に、悪い姿勢を改善して、これらの症状を姿勢から直していけるよう正しい姿勢を身につけてください。

それでは、次の章から「悪い姿勢をリセットする」方法をお伝えしていきます。

第2章

姿勢のチェックと
姿勢を良くするエクササイズ

悪い姿勢を身体から追い出す

第1章をお読みいただき、姿勢が悪いと身体に様々な影響を及ぼすことがお分かりいただけたでしょう。

今すぐに正しい姿勢にしたい、と思われる方もいらっしゃるかもしれませんね。

でも、ちょっと待ってください。

「はじめに」でもお伝えしましたが、不調が出るほど姿勢が悪い方は、すでにその姿勢が身体に染み込んでしまっています。

そんな身体で頑張って姿勢を良くしようとしても、すでに筋肉などが硬くなってしまっているため、非常に困難です。

そこで本章では、まずは「姿勢のチェックと、身体に染み付いてしまった姿勢の歪みをリセットする方法」をお伝えします。

そして次の第3章にて、身体で不調を感じている部位ごとのエクササイズを、最後に第4章にて、正しい姿勢と、日常生活で姿勢を悪くしてしまう原因をご紹介します。身体の悪い癖を取ってから新たに正しい姿勢をインストールすることが、身体の調子を整える上で大切です。

まず自分の姿勢を知り、悪い姿勢を癖づけないように予防しながら、正しい姿勢を日常生活で取り入れてください。そして正しい姿勢をキープして、健康、スタイル、アンチエイジングへの効果を感じながら、身体をリフレッシュしましょう。

自分の姿勢をチェックしよう

まず、あなたの姿勢のどこに問題があるか、チェックしてみましょう。
チェックポイントは、次の4つです。

①立った姿勢のチェック
②正しい重心のチェック
③顔をあげて上を見るチェック
④腕を開くチェック

チェックは、基本的に立って行います。普段の姿勢を忠実に確認したいので、姿勢を意識しすぎないように注意してやりましょう。正しい姿勢になるために、どの項目がご自身に重要かを意識しながらやってください。

また、人によっては首や肩、背中など、動かすだけで痛みを感じる部位もあるかもしれません。チェックの最中に痛みを感じたりふらついたりしたら、無理をせずできる範囲で行ってください。

①立った姿勢のチェック

まず、1つ目のチェックです。

姿勢のことは意識せず、座った状態から普段のように立ってください。この状態で手の中指が太もものどこに触れているか確認してください。

あなたの中指は太もものどこに触れていますか？　ももの真横・真横より少し前寄り・ももの前面に近いところのどこでしょうか。次ページにある、A・B・Cの中から選んでください。

姿勢が正しければ、太ももの真横（ズボンなら横の縫い目のあたり）に触れています。この中では、Aの姿勢がもっとも正しい姿勢にあたり、B、Cと中指がももの前に寄っていくにつれて前肩・猫背になっており、悪い姿勢となってしまっています。

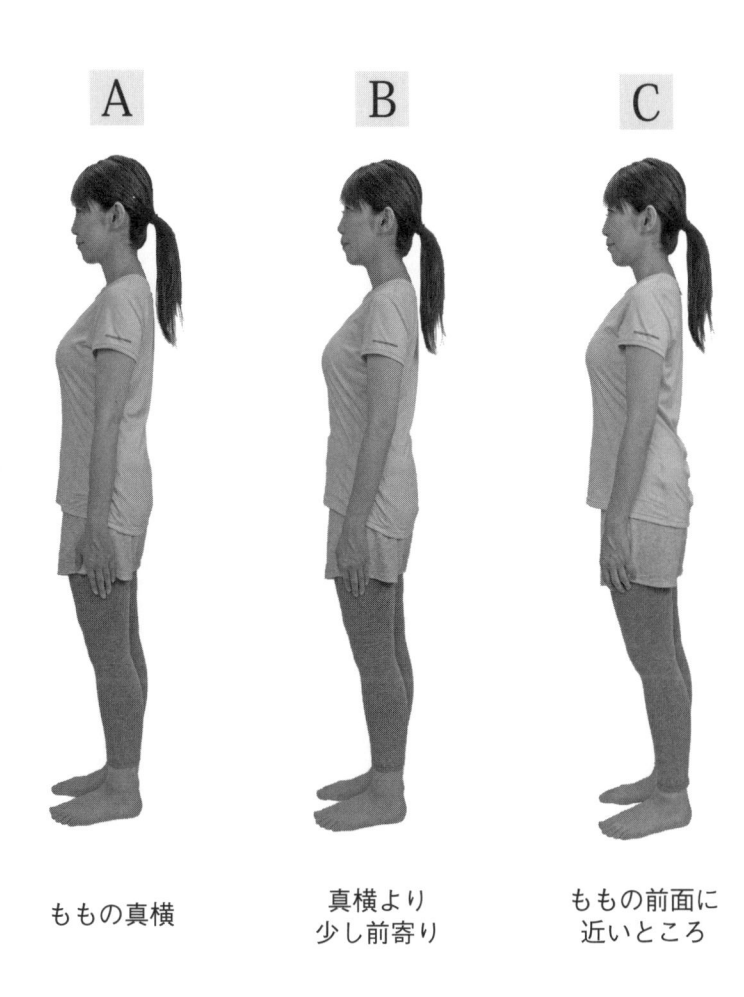

A

ももの真横

B

真横より
少し前寄り

C

ももの前面に
近いところ

②正しい重心のチェック

2つ目のチェックにうつりましょう。次は正しい重心のチェックです。

本書でいう正しい重心とは、じっと立っているときに「身体が楽になる姿勢」、つまり**「かかと重心」**のことです。立っているときに、耳の穴、腕の中心、股関節の中心、外くるぶしが一直線になっているのが、正しい「かかと重心」の姿勢です。

意識しないで立つと、くるぶしより前側に重心がある「前重心」の人がほとんどです。これは一般的に正しいとされている姿勢の重心線です。

それでは、どちらの重心が身体のために正しいか、チェックしてみましょう。

まず、いつものように真っ直ぐ立ってください。この立ち方が「前重心」とします。その姿勢を崩さないで、両手をゆっくり腕が止まるところまでバンザイをして腕があがりきった位置を覚えておいてください。鏡を見ながら行うといいでしょう。その後、腕を下ろします。

次に、今立っている姿勢から少しずつゆっくりかかとに重心を移してみてください。

勢いよく重心を移すとよろけますので、くるぶしの真下あたりに重心が移ったところで静止してください。そして先程のように、腕をバンザイしてみてください。

腕があがりきった位置は、先ほどよりあがっていますか？　前重心の姿勢よりも、かかと重心の姿勢の方が身体にとって良い姿勢であり、肩の可動域も広がるのです。

ですので、腕が耳の真横まであがって「A．１回目とあまり変わらない」に当てはまる方は、元からかかと重心に近い姿勢であり、正しい姿勢で立てているということになります。

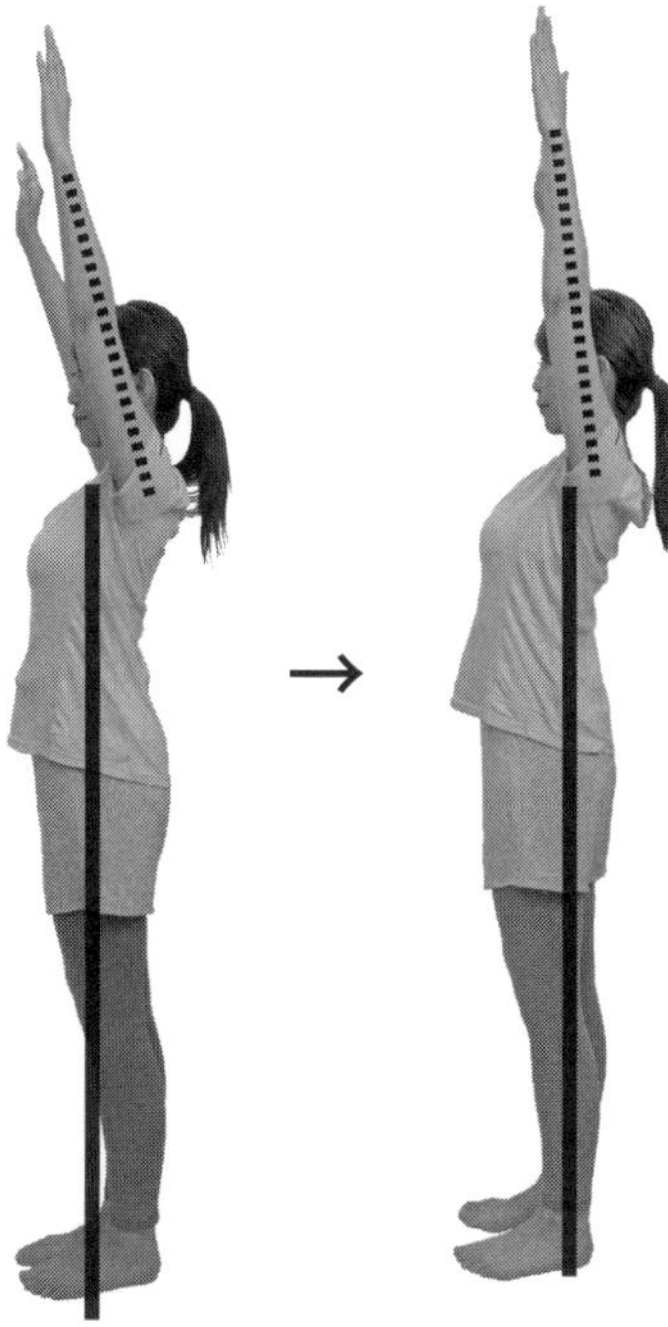

前重心で
腕をあげる

→

かかと重心で
腕をあげる

A	B
１回目と あまり変わらない	１回目より あがっている

③顔をあげて上を見るチェック

3つ目のチェックにうつります。

次は、首の硬さをチェックします。

自然にリラックスした姿勢で立ってください。

この姿勢からゆっくり顔をあげていき、自然に止まるところまであげます。顔の角度は正面を向いていた姿勢から何度くらいまで傾きますか。

姿勢が正しければ、顔は床に対して水平で、首に痛みもなく真上の天井が見えます。水平とまではいかずとも、70度くらいであればそう歪んではいません。

ところが、顔の角度が70度以下であったり、顔をあげていく途中で痛みや違和感が出る方は身体が正しい姿勢になっていません。首、肩、背中に症状がある方は顔をあげていくと首に痛みが出たり、クラっとする場合があります。無理をせず自然に止まる角度を確認してください。

これは、A・B・Cの順に、正しい姿勢になっています。

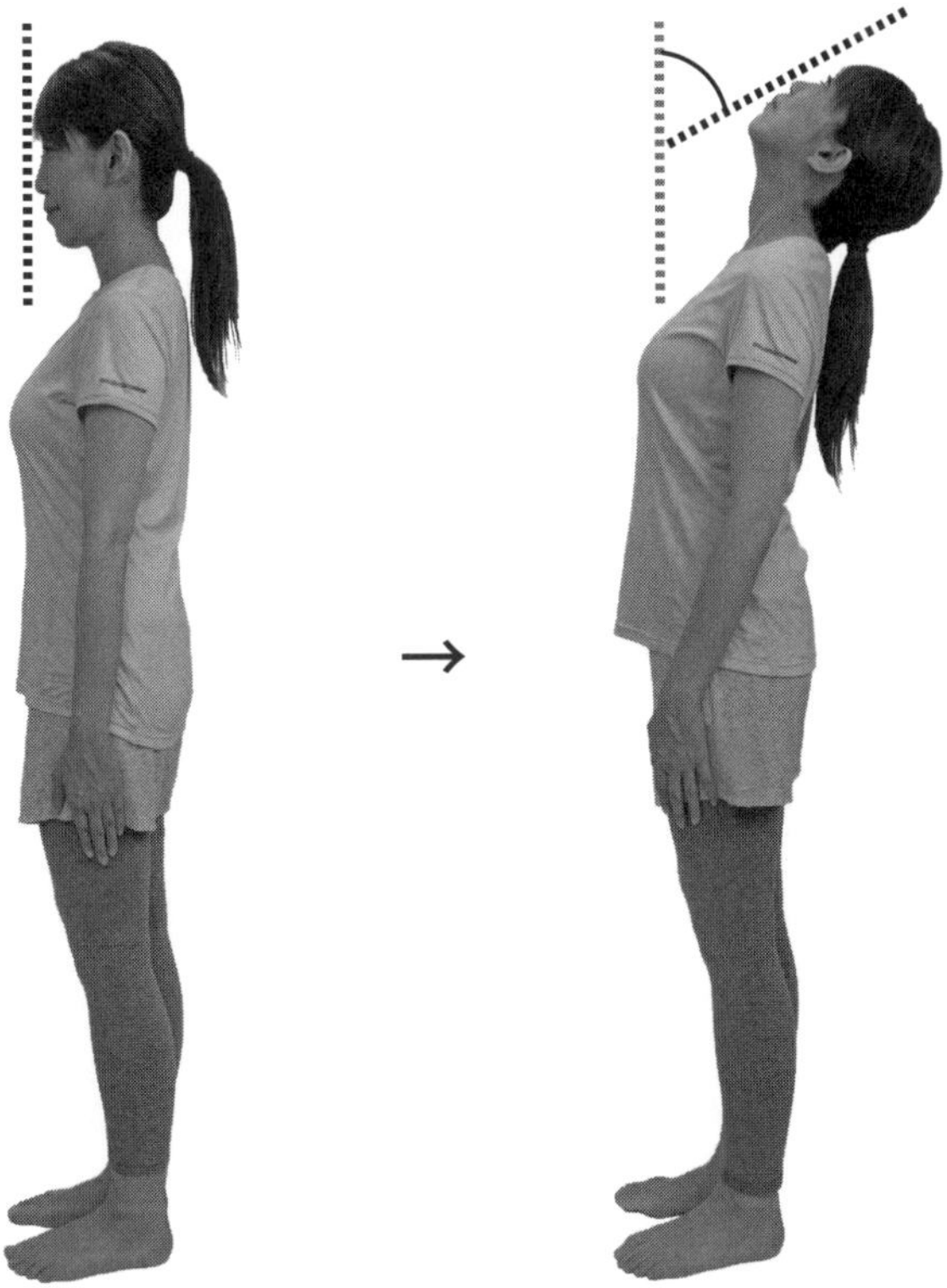

基本姿勢で立つ　　　　顔をあげて上を見る

A	B	C
顔が床に対して水平になる	水平ではないが70度以上	70度以下で、首に痛みがある

④腕を開くチェック

最後に4つ目のチェックです。

腕の開きをチェックします。

自然にリラックスした姿勢で立ってください。手を下げた姿勢から肘を90度に曲げます（ポジション1）。このポジション1からゆっくり腕を外側に開いていきます。

腕はポジション1から90度まで開きますか。

姿勢が正しければ、腕は90度（身体の真横）まで開きます。ここでは、Aの方が身体は良い状態になっています。

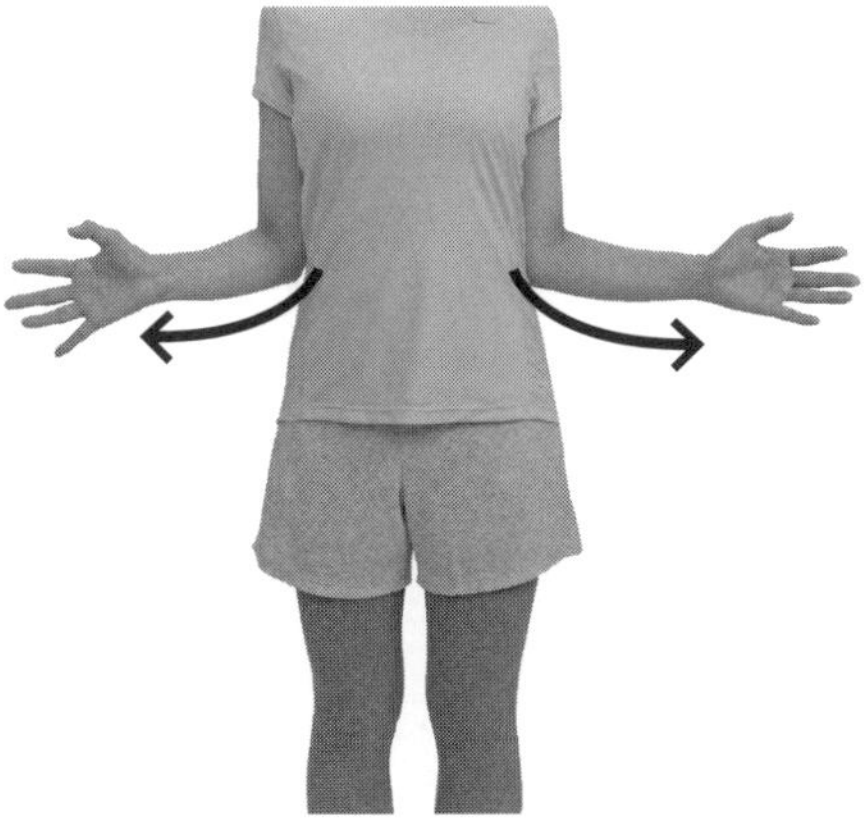

A　90度まで開く

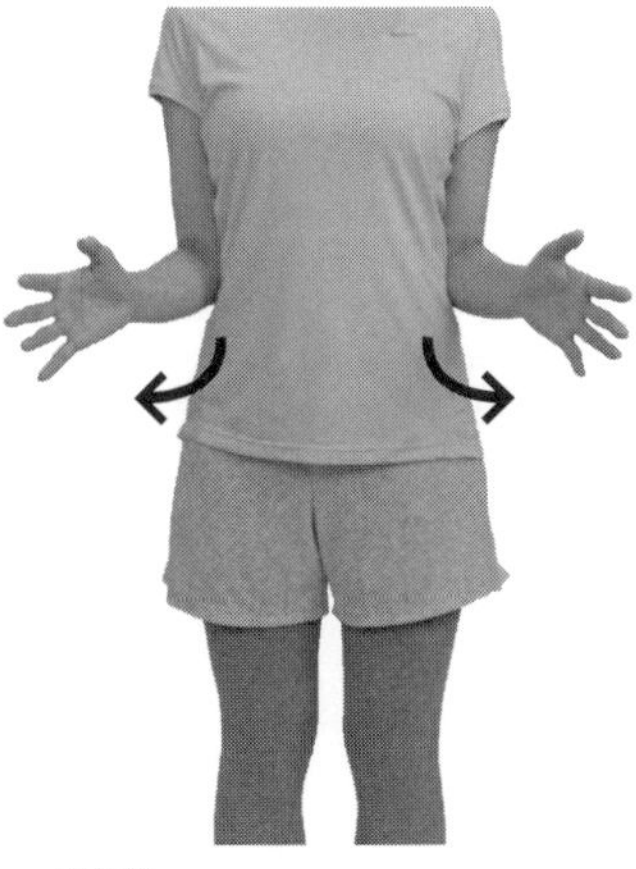

B　90度まで開かない

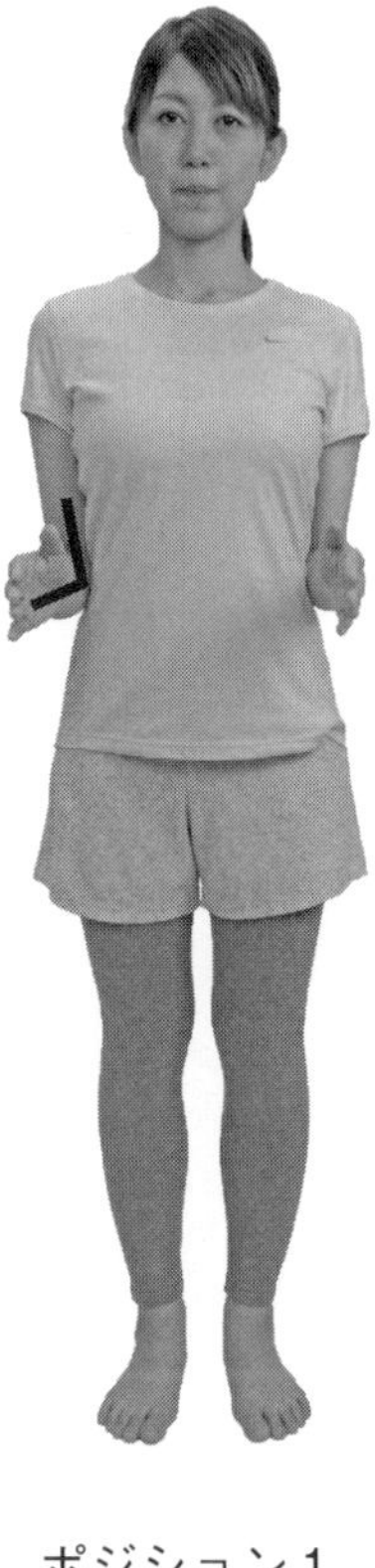

ポジション1

チェックの結果

4つのチェックで、いくつAに当てはまりましたか。

すべてAだった人は、とても姿勢が正しいです。

3つだった人は、少し姿勢に問題があります。

2つだった人は、姿勢が悪くなっています。

1つもしくは1つも当てはまらなかった人は、身体が大分悪い姿勢で癖づいています。

すべてAだった人以外は、放っておくと首や肩コリ、背中の痛み、胸の痛み、腰痛、股関節痛や膝痛などの危険があるか、現在これらの症状でお悩みの人でしょう。

今回できなかった人も、悪い姿勢をリセットできればこれらのチェックでAに当てはまるようになります。

次のページから、正しい姿勢になるための各チェック項目に対する調整法を紹介します。すぐに自分のものにすることは難しいですが、日ごろから意識することで正しい姿勢にしていきましょう。

姿勢を調整する

では、先ほどの「①立った姿勢のチェック」で、中指がものの真横につかなかったBとCの人は、次の３つの姿勢調整をしてみてください。これができていない人は、肩や首のコリ、首痛、猫背、背中の痛みなどの症状が出ている人だと思います。

1．みぞおちを上げる

みぞおちを上げる時の注意点は、**胸を張って背中を伸ばすのではありません**。こうするとお腹も一緒に突き出してしまい、反り腰になる傾向があります。

みぞおちだけ上げるコツは、今の姿勢よりワザと背中を丸めてください。この姿勢からみぞおちを真上（天井方向）に引き上げてください。この感じが「みぞおちを上げる」です。

それでも感覚がつかみにくい方は、息を大きく吸い込んでみてください。息を吸い込むと横隔膜が上がるため、自然にみぞおちが上がりお腹も引っ込んで姿勢が良くなります。また、固い床など安定した場所で膝を90度に曲げた「膝立ち」の姿勢をしてみてください。膝で立った姿勢は、みぞおちも上がったほぼ正しい姿勢です。

　みぞおちを上げてみたら、再び最初の姿勢に戻して、確認のために壁に背中とお尻がついた姿勢でやってみてください。**腰と壁の間に手の平を入れて手の甲が入るくらいが正しい「みぞおちを上げる」になります**。これ以上隙間が空いた人は反り腰になっているので、お腹をへこませて調節するか正しい「みぞおちを上げる」を練習してください。

　みぞおちを上げてみて、中指がももの真横にきましたか。

　この動作でみぞおちが大きく動いた人は背中が丸くなっています。日常生活で立つ時、座る時にここを注意して引き上げるように心がけてください。

　この姿勢をやっても中指がももの真横に来ていない方は、次ページの「2. 肩を後ろに引く」を行ってみてください。

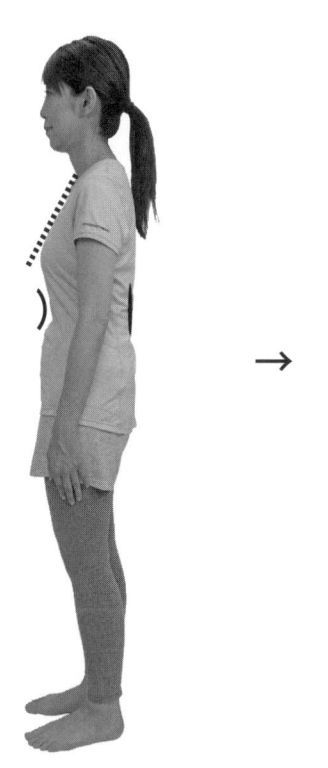

姿勢が悪いと背中側で
はなくお腹側に空間が
できてしまう

→

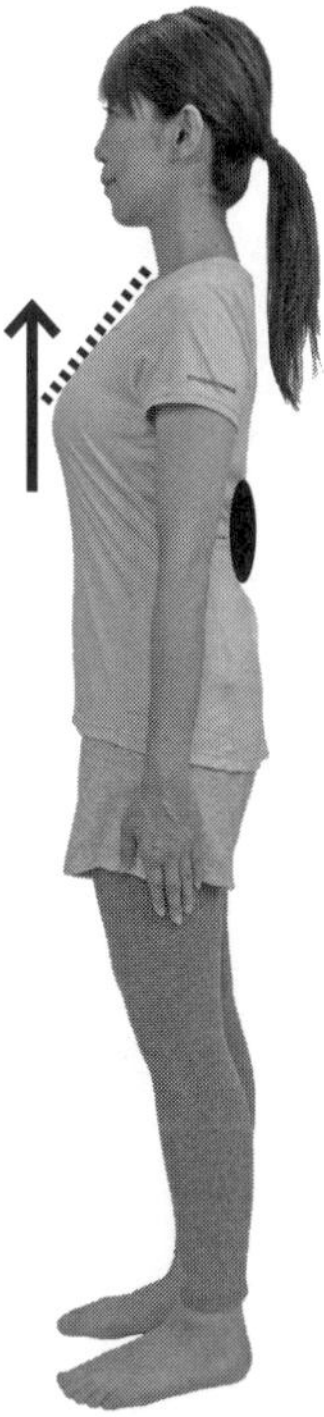

壁と腰の間に
手の甲が入る程度に
みぞおちを上げる

2. 肩を後ろに引く

立った姿勢から肩だけを後ろに引きます。正しくできているかは背中とお尻を壁につけて立ってみてください。猫背、前肩になっている人は肩甲骨が壁についていないか、肩甲骨の下の部分しかついていないと思います。肩甲骨全体が壁につくまで肩を引いてください。これが正しい肩の位置になります。

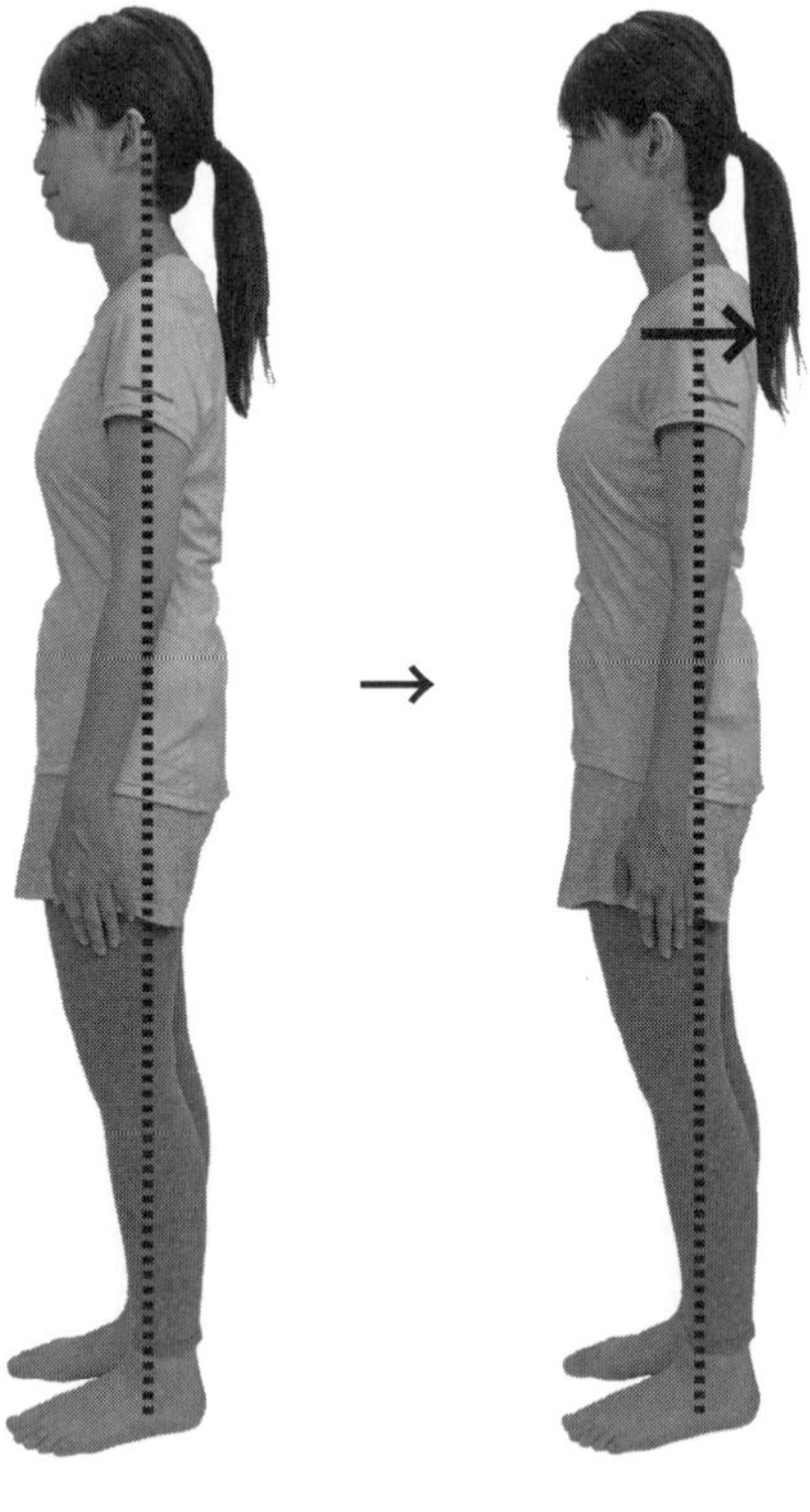

肩甲骨が壁につくまで、肩を後ろに引く

これで中指がももの真横につきましたか。

中指がももの真横にくるまで肩を引いてください。この時極端に肘が曲がっていて、中指がももの真横にこない人がいます。肘が少しくらい曲がっていても正しい姿勢に近づいていれば中指はももの真横にきますが、それ以上曲がりすぎているとももの真横にこないので肘をチェックしてください。

壁に背中とお尻がついていて、腰と壁の間に手の甲が入るくらいの姿勢で肩甲骨全体が壁に触れていれば正しい姿勢です。肩甲骨の下の部分しか壁に触れていない人は肩甲骨全体が壁につくまでもう少し肩を引いてください。この姿勢で中指がももの真横にきていなかったら肘が曲がりすぎているので調整してください。

この動作で肩をかなり後ろに引かないと肩甲骨が壁につかなかった人は猫背や前肩になっていて、大胸筋が緊張しています。日常生活で立っているとき、座っているときにここを注意して肩を後ろに引くようにように心がけてください。

「1．みぞおちを上げる」もしくはこの肩を引く姿勢をして中指が真横についた人もつかなかった人も、次ページの「3．目線をあげる」に取り組んでみてください。

3. 目線をあげる

姿勢が悪くなると前肩、猫背になり首も前に突っ込んでいます。目線が真っ直ぐになるように顔をあげてください。

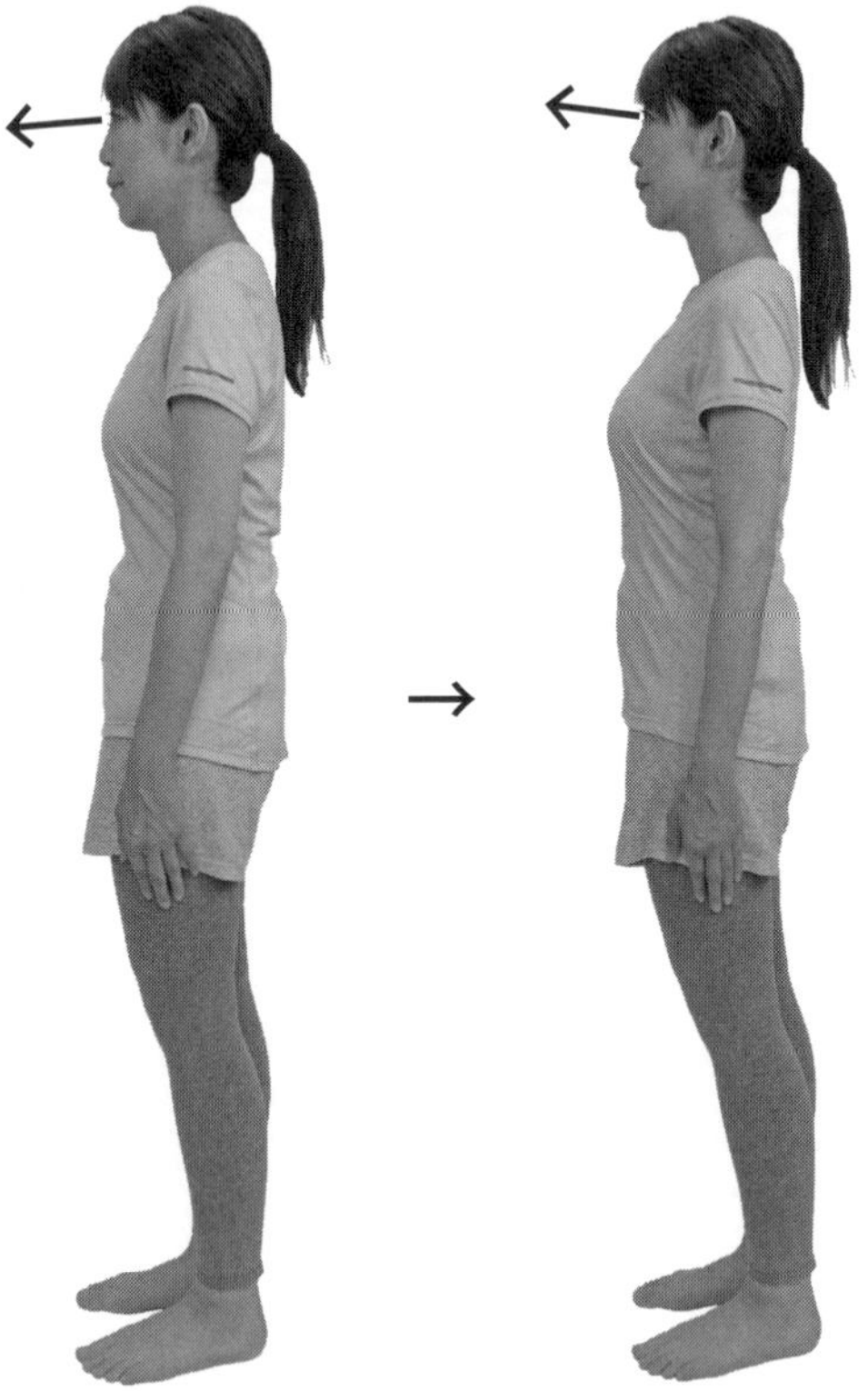

壁に背中とお尻がついていて、腰と壁の間が手の甲が入るくらいの姿勢で肩甲骨全体が壁に触れた姿勢で**後頭部が壁に触れていない人は目線が下がっています**。壁に後頭部がつくまで顔をあげてください。

この動作で目線が動いた人は頸椎の前弯カーブがなくなりストレートネックになっています。

再度、「①立った姿勢のチェック」を行ってみてください。

これら3つがきちんとできたら、あなたの姿勢は正しくなっています。

とはいえ、一朝一夕で姿勢は正しくなりません。これらのことを意識して徐々にやっていくと、お悩みの症状は良くなっていきます。

正しい「かかと重心」にする

「②正しい重心のチェック」で前重心になっていた方は、重心の位置を修正しましょう。

前重心で問題なのは、身体を支えるために筋肉が緊張してしまうことです。筋肉が緊張するということは関節の動きが悪くなったり、疲れやすくなったり、痛みもでます。前重心になっていると、膝や腰の痛みやしびれ、首の痛み、五十肩の原因になるのです。


では、かかとに重心を、どの程度移動するかの目安を解説します。

鉛筆やボールペンを2本用意してください。足は軽く開き、これを両足の外くるぶしと内くるぶしの真下にくるように1本ずつ置いて前重心で立ってください。その姿勢から鉛筆やボールペンをくるぶしの真下で踏んづけた感じになるところまで重心を移動していきます。この位置がかかと重心です。何回か試して感覚を覚えてください。

立った姿勢でフラつきやすい人や、勢いよくかかとに重心を移すとよろける人もいるので少しずつゆっくり行ってください。最初はどこかにつかまって練習しても構いません。

重心の位置を変えたときに、②のチェックで「B．１回目よりあがっている」に当てはまったり、重心を変える前と後で顔にあげたときの角度に変化が出る人は、真っ直ぐ立っている時の重心をかかと寄りに意識して立つよう心がけてください。

このかかと重心は、真っ直ぐ立っている時に意識することで、**筋肉などの軟部組織に負荷がかからない、立っているだけで「身体が楽になる究極の重心」です。**

歩行時はこの重心をキープしたまま歩くと、モデルさん歩きになるのでカッコよく颯爽と歩けます。

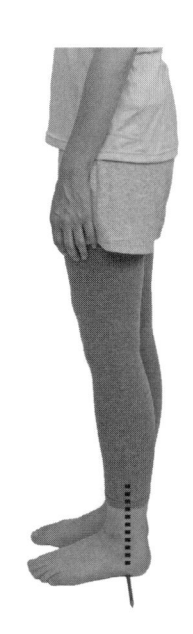

くるぶしの真下にペンを置き
踏みつける感覚になるまで
重心を後ろに移動する

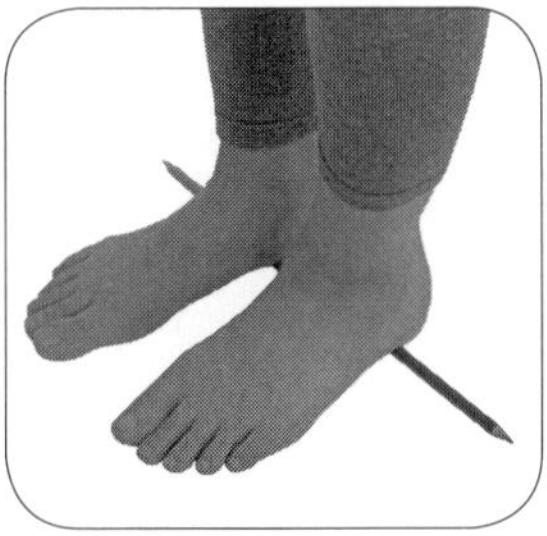

足の開き具合

下にある物を拾ったり前屈みの姿勢の時などは、このかかと重心でお尻を後方に突き出してから腰を屈めます。お尻を後方に突き出し膝を曲げながら腰を屈めると、腰にも、ももや膝にも負担がかからずに腰を屈める事ができます。

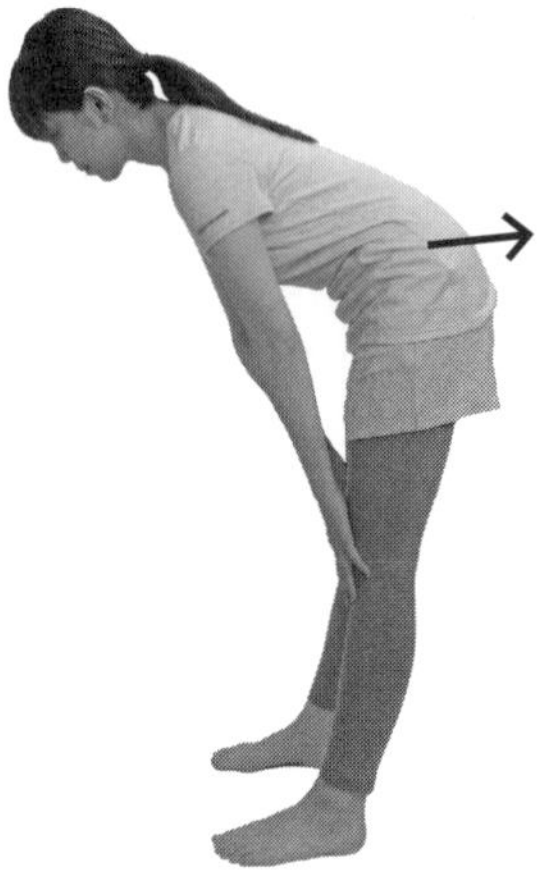

かかと重心でお尻を突き出す

↓

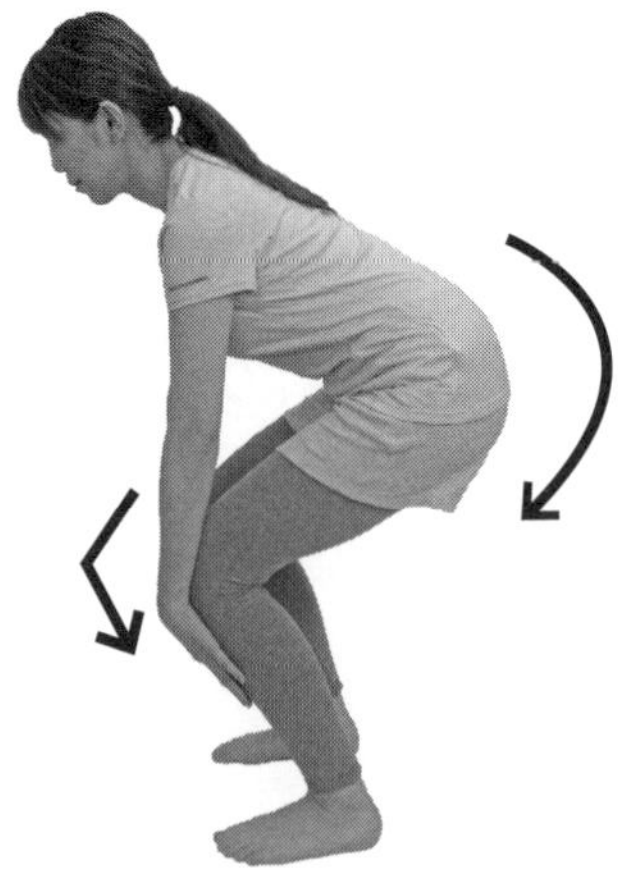

膝を曲げながら腰を屈める

膝を曲げる時は、膝が足の親指より前に出ない事がポイントです。スクワットをする時も、膝を足の親指より前に出さないスクワットをすれば、膝に負担がかからずにももの筋肉を強化できます。

かかと重心はHSメソッドの久保《くぼ》田《た》隆介《りゅうすけ》先生が考案しました。私も実践して納得したので、なぜかかと重心が効果的なのかをもう少し詳しく説明しておきます。

身体にとって理想的な姿勢とは何でしょうか？　一般的には外果《がいか》（外くるぶし）の前方に重心を置いて立つ「前重心」が良いとされていますが、かかと重心の立ち姿勢だと外果の真下に重心を置いて、骨の軸だけで立てるようになります。**筋肉や靭帯などの軟部組織にほとんど負担をかけないので、筋緊張が瞬時に解きほぐされ、全身の関節が正常な位置に戻っていきます**。

例えば、骨の代わりに長方形の積み木を縦に重ねて立てます。このとき骨と骨が正しく重なって重心線が垂直になっているため、上の積み木は落ちることなくいつまででも直立していられます。ティッシュ箱が2個あったら、積み木の代わりに重ねて立ててみてください。

しかし、この下の積み木が少し傾いてしまったらどうでしょう。上の積み木は落ちてしまいます。下のティッシュ箱を少し傾けてください。

つまり、冒頭でもお伝えしたように、重心が前に傾くことで自分の体重を骨だけでなく緊張状態となった筋肉でも支えるようになり、それが痛みや疲れにつながるのです。

そうした痛みや疲れも、この「かかと重心」の姿勢をすることで徐々によくなっていきます。少しずつ取り入れていきましょう。

首の動きと筋肉の硬さをほぐす

「③顔をあげて上を見るチェック」で、顔が床に対して水平にならなかった人は、首痛や肩コリ、ストレートネック、背中痛、手のしびれなどの症状が出ているのではないでしょうか。

顔が水平にならなかった人は、首や肩まわりの筋肉が硬く、厚くなっています。試しに確認してみましょう。自然体で楽に座ってゆっくり顔をあげていき、止まったところで、ご自身でもご家族の方でもいいので、肩の筋肉を鷲づかみにして厚みや硬さを感じてください。しっかりした厚みがあり、筋肉も硬めだと思います。

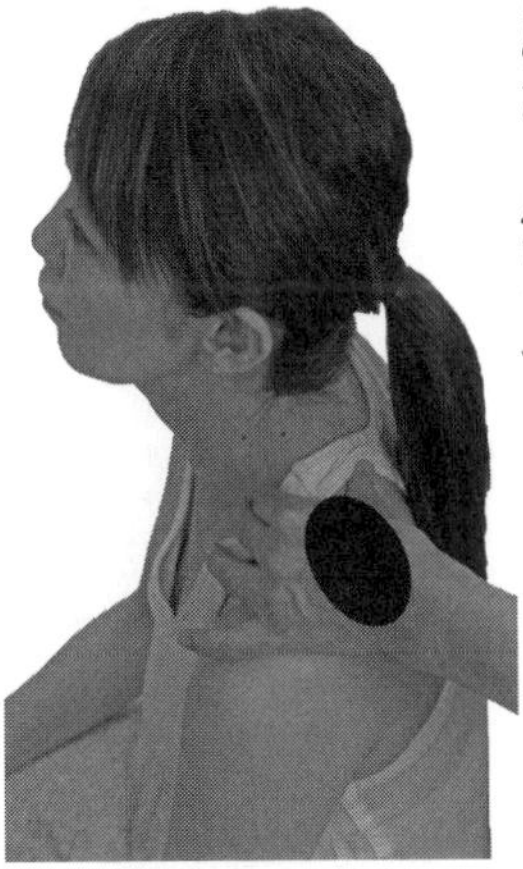

筋肉の厚み（黒丸）

※首が硬い人、痛い人、めまいがある人は首をあげると痛みが出たりめまいを引き起こす場合があるので、ゆっくり動かし、痛みが出てきたらその位置で止めてください。無理をしないよう注意してください。

それでは、正しい姿勢を紹介します。

立ち姿勢を直すときと同様に、**みぞおちを引き上げます**。みぞおちを上げる感覚は、75ページでお伝えしたとおりです。

この姿勢をしたときに、顔をあげてどこまで見えるか試してみてください。チェックのときより上が見えるようになりましたか。また、肩の筋肉をつかんでみると、硬かった肩の筋肉が少し柔らかくなり、厚みが少なくなったと思います。

正しい姿勢だと、首が動きやすくなり、筋肉の緊張も緩んでいくのです。

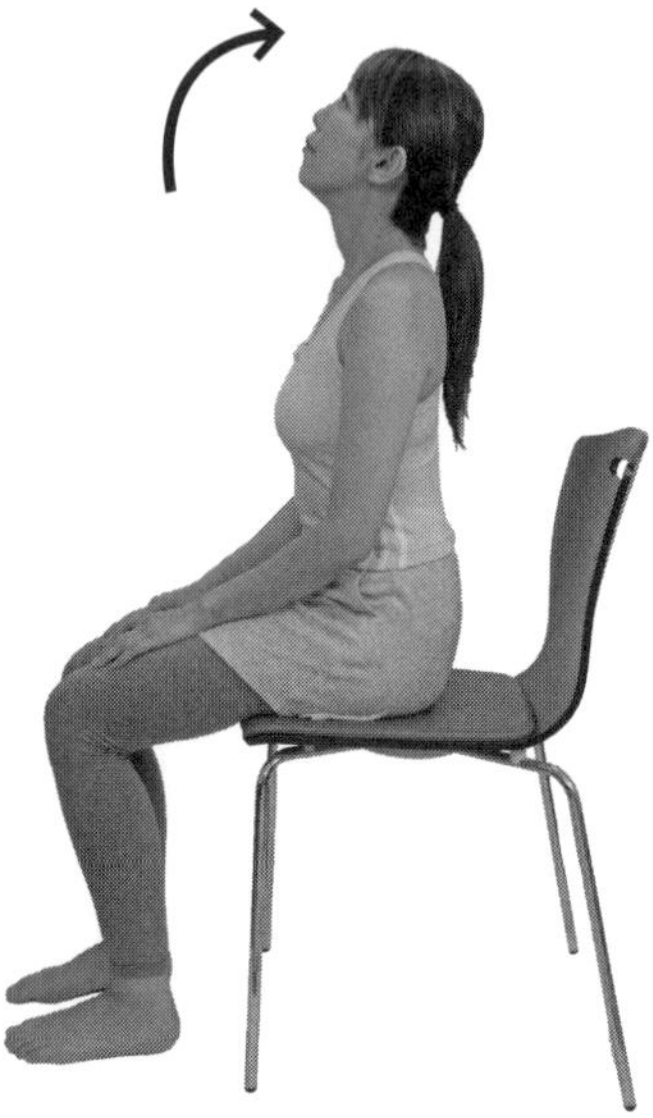

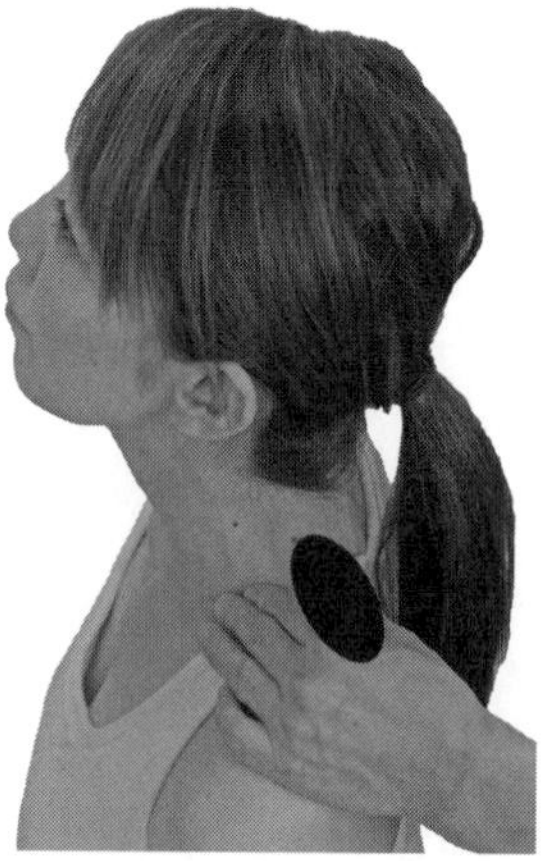

最後に、できる方はやってみていただきたいのですが、首の動きを最大限にする方法です。痛みのある方は無理をしないでください。

右ページの姿勢から肩甲骨を背中で引きあわせるように肩を引き、胸を開いてください。この姿勢のまま顔をあげると、どこまで見ることができますか。この姿勢になると、肩の筋肉がかなり柔らかくなって厚みもほとんどなくなっているのではないでしょうか。

ここまでとはいかずとも、**みぞおちを上げ、肩を引く姿勢は筋肉の緊張を緩める「正しい姿勢」**といえます。

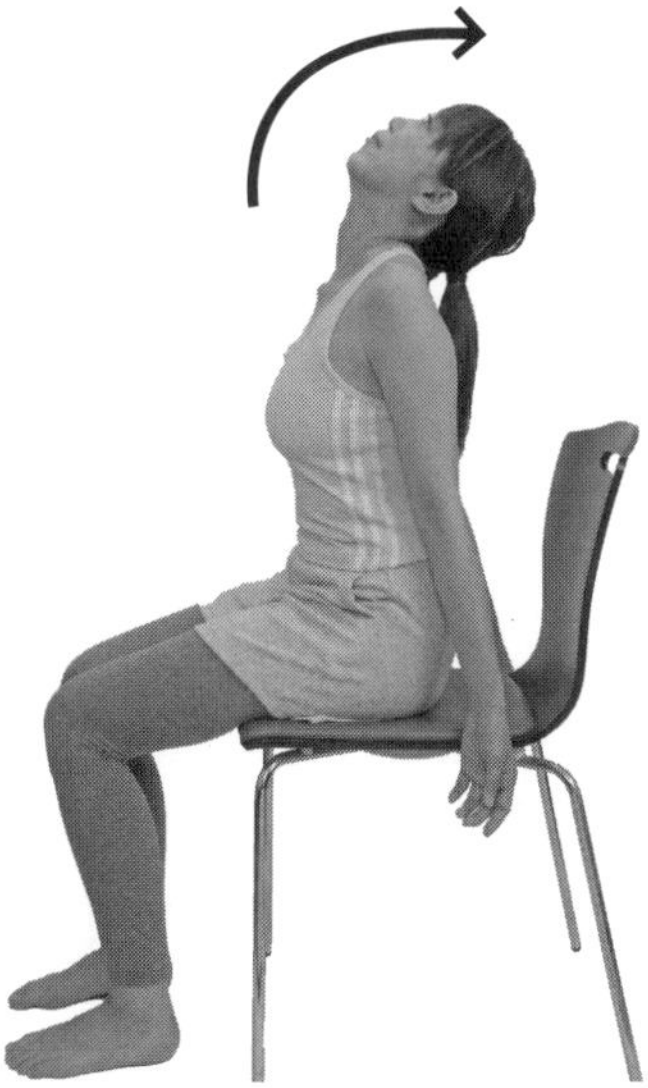

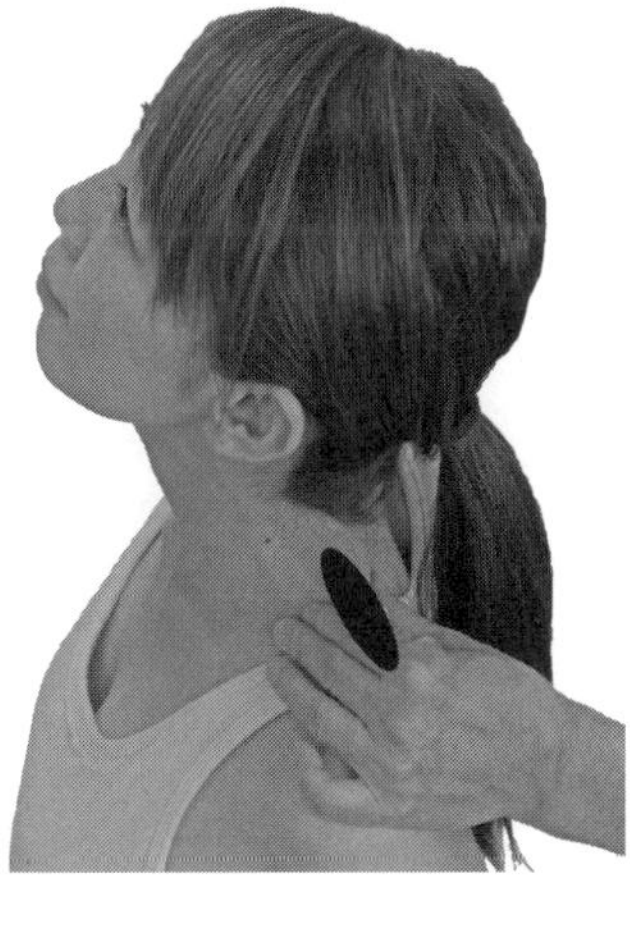

以上のように、猫背、前肩になって身体が癖づいている悪い姿勢では、頚椎の動きが悪くなり、さらに硬くなると関節の固着（ロック）が起きてしまいます。

正しい姿勢になると首の動きも筋肉も柔らかくなり、症状も徐々に和らいでいきます。

大胸筋を緩めることはなぜ重要か

「④腕を開くチェック」で腕が90度開かなかった人は、現在、猫背や首痛、肩コリ、五十肩、胸の痛み、呼吸器の不調といった症状で悩んでいるのではないでしょうか。

そうした方は、**大胸筋が緊張して硬くなっていることが大きな原因**となっています。

この項目に関しては、「④腕を開くチェック」で90度開かなかった方だけでなく、「③顔をあげて上を見るチェック」で顔が水平にならなかった方もお読みください。

次の第3章で各部位のエクササイズを紹介していきたいと思いますが、まず最初に行ってほしいのは、「大胸筋を緩める」ための**胸鎖《きょうさ》関節《かんせつ》**と**大胸筋**のエクササイズです。

胸から腕にかけてついている大胸筋は、腕を内転および屈曲し内側に回転させます。つまり前肩の状態に肩を動かす筋肉です。

この大胸筋を緩めることが、正しい姿勢になるための重要なキーポイントになります。大胸筋の重要性を理解した上で、さらにみぞおち、肩甲骨、背中、腰の硬さを改善する

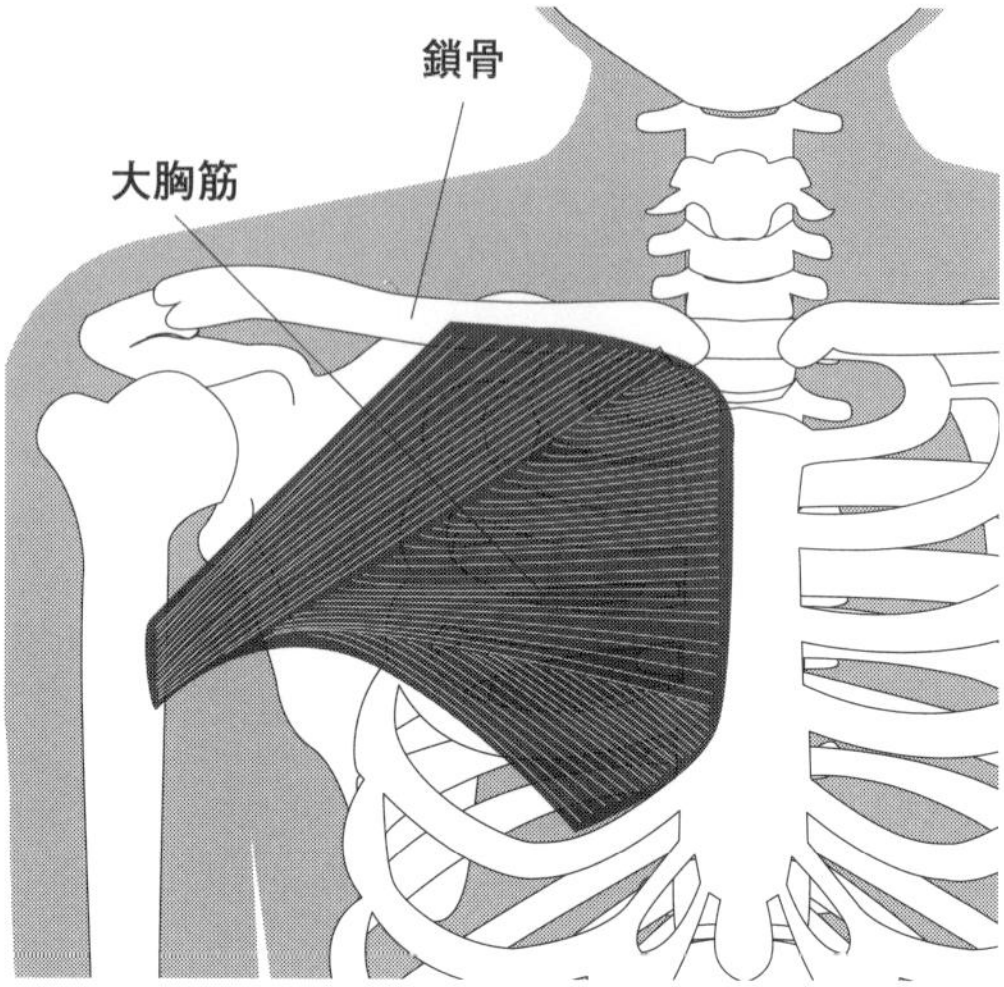

ことで身体に関わる相乗効果が得られますので、まず大胸筋の重要性についてご説明いたします。

大胸筋は、循環器、呼吸器、消化器系の症状にも重要な関わりがあります。大胸筋が緊張して硬くなると前肩になり猫背になりますが、この猫背になっている部分の背骨からは、臓器でいうと循環器、呼吸器、消化器系の神経が出ていて、各臓器を正常に働かせています（P37、47参照）。

生命維持に深く関係する自律神経は、頚椎上部から腰椎下部の背骨の各関節と骨盤から出て、各器官を正常に働かせています。その背骨がロックして自律神経が正常に働かなくなると、体温調節や発汗の異常が起こります。循環器、呼吸器、消化器系の神経が正常に働かなくなると、内臓の機能障害が起きて症状が現れたり、病気になります。

私が行なっているカイロプラクティックはこうした歪んだ背骨を探し出し、施術して神経が正常に働くようにすることで症状や病気が改善すると考えます。

つまり、この歪んだ背骨を作る原因の1つが癖づいた悪い姿勢であり、大胸筋の緊張による姿勢の悪さは、内臓の症状や病気にも影響してしまうのです。

大胸筋が緊張したままだと、せっかくエクササイズをしても元の悪い姿勢に戻ってしまいます。各部位のエクササイズをする前に、これからご紹介する胸鎖関節と大胸筋のエクササイズを行ってください。

エクササイズをすれば大胸筋も緩むのではとお思いでしょうが、大きな間違いです。

正常な筋肉は弾力があるのでストレッチをすれば段々伸びていきます。ところが、緊張した筋肉は緊張したまま伸ばすと、筋肉の防御作用が働いて伸ばされまいと緊張して縮まります。

運動を行う前後に毎回ストレッチをしているにもかかわらず、いつも身体の硬さは同じくらい、ということはありませんか。ストレッチは筋肉の緊張を緩め柔らかくするためにやるものなのにいつまでも同じ硬さということは、ストレッチの効果が出ていないということです。緊張している硬い筋肉を無理やり伸ばしているということです。

こんなストレッチをするなら、正直に言うとしないほうがマシです。無理やりグイグイ行えば、余計筋肉が緊張して硬くなり、故障や怪我をしやすい筋肉を作っているのも同然だからです。

私のところに来る患者さんで、筋肉に痛みが出ている人の共通事項はストレッチをするときに、痛いわけではないけれど我慢できる強さで、頑張ってグイグイ伸ばすストレッチをしているということです。私はこれを根性ストレッチと呼んでいます。

そもそもストレッチが筋肉を緩めるメカニズムは、筋肉が適度に持続的な張力《ちょうりょく》（引っ張る力）によってゴルジ腱器官の反射Ｉｂ抑制（筋肉に伸張が加わるとその筋を緩める反射）を利用し、筋緊張を低下させることです。

しかし、持続的な張力ではなく瞬発的に強い力で引っ張るストレッチでは、強力な伸張反射（筋肉が緊張する現象）が加わる可能性があり、筋損傷を引き起こすリスクがあるのです。これでは、やった甲斐がないというものです。

適度に持続的な張力を得るためには、筋肉をゆっくり伸ばしていき、筋肉が伸び始めた感じが出たところで止めます。そのまま20秒キープします。20秒たった時点で筋肉の伸びた感じがスゥーと消えたら筋肉が緩んだ証拠です。

ここからが重要です。時計の秒針を見ながら、いつも行っている感じで、どの部位でも構いませんので身体の片側で筋肉のストレッチをしてみてください。

ストレッチをして20秒数えたら、先を読み進めてください。

20秒経ちましたね。筋肉が伸びた感じはまだありますか？　20秒後でも筋肉が伸びた感じがまだある場合は、筋肉を伸ばしすぎています。おそらく、30秒経過しても40秒経過しても伸びた感じが消えないと思います。

これがストレッチをしても効果が出ない理由です。先ほどの根性ストレッチはこれをさらに強く行い筋肉を痛めつけているのです。伸張反射が起きて筋緊張が上がれば、筋肉はさらに緊張してしまうか筋繊維が切れて傷ついてしまうのです。

多くのスポーツ指導者やトレーナー、スポーツジムのインストラクターは、自分達がやってきたストレッチが昔ながらの根性ストレッチなので、指導する際も根性ストレッチになりがちです。これをやり続けていたら、筋肉はどんどん硬くなり、腱鞘炎、肘や肩、膝の故障、捻挫、足がつる、肉離れ、ひいてはアキレス腱断裂も起こす原因になります。

これを理解した上で、もう一度時計を見ながら今度は先ほどと反対側の同じ部位の筋肉をさっきより弱めにストレッチしてください。

なぜ反対側の筋肉で試すかというと、先ほどやった側はいつもやっているストレッチの強さなので、伸張反射が起きて緊張して硬くなり傷ついているので、再度テストするには不適切だからです。

また、ストレッチをしてから20秒経ったら読み進めてください。


さて、20秒経って筋肉が伸びている感じが消えましたか。

多分、先ほどより弱いストレッチにしてみたとはいえ、消えていませんよね。皆さんが思っているよりはるかに弱いストレッチでなければ、本当の筋肉が緩むストレッチではないのです。

秒針を見ながら、筋肉の伸びた感じが20秒で消えるストレッチの強さを覚えて実行してください。それが、運動後のクールダウン、故障や怪我を予防するストレッチです。

20秒より早く筋肉の伸びた感じが消えてしまった人は、今よりもう少しだけ筋肉を伸ばしてストレッチしても大丈夫です。秒針を見ながら20秒で緩む強さを覚えて、次回からのストレッチに活かしてください。

硬い筋肉は、ただ頑張ってストレッチして伸ばせばいいのではなく、まず緩めて正常な状態にリセットして、そこから正しいストレッチをすることで本当の意味で筋肉が緩み、悪い姿勢をリセットして正しい姿勢をインストールできるのです。

ただ闇雲に、猫背や姿勢を改善するためにエクササイズや正しい姿勢にしていても、効果を感じられず、身体のどこかが痛くなってしまったりして長続きしないのは、このような原因があったからなのです。

それでは、悪い姿勢をリセットするために重要な大胸筋を緩めましょう。

大胸筋を緩める方法は2パターンあります。胸鎖関節の固着を緩めるものと、大胸筋そのものへのアプローチです。それぞれのエクササイズをご紹介します。

胸鎖関節の固着を緩める

それでは、「④腕を開くチェック」で90度開くようにするためにエクササイズを行っていきましょう。腕を開くチェックで腕が90度開かない側（右腕なら右側）を、両方開かない場合は両側を行ってください。

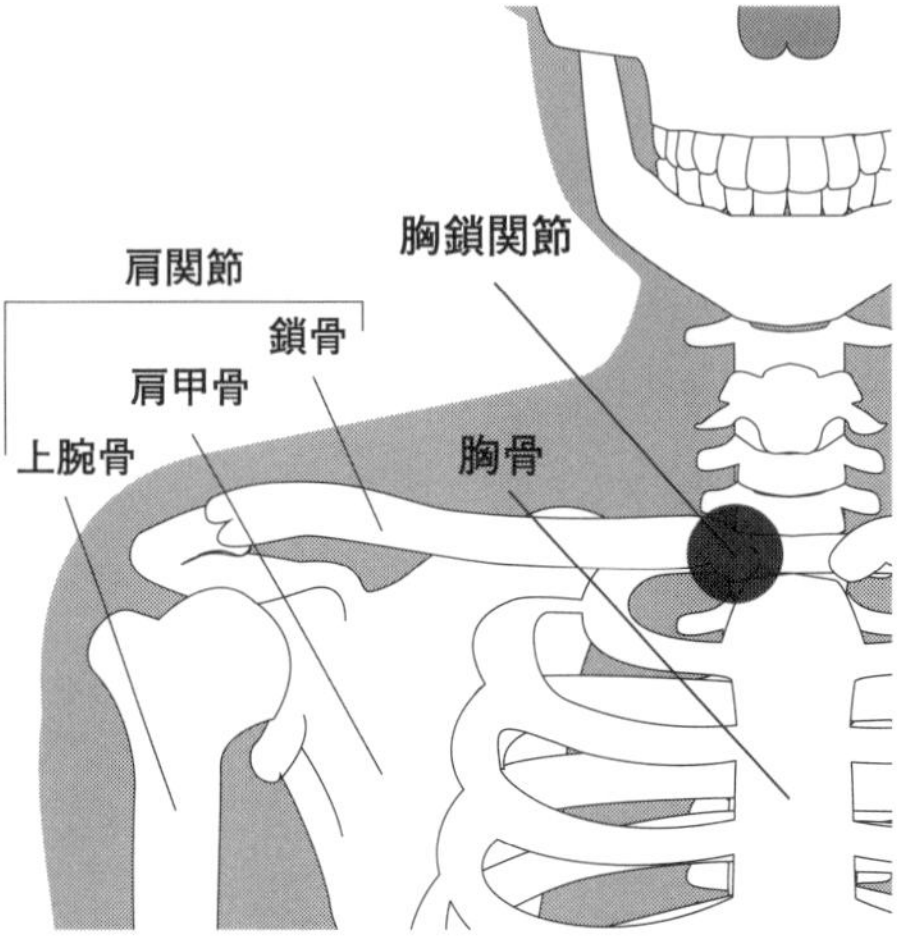

腕の動きに関係する上肢は、鎖骨、肩甲骨、上腕、前腕、手で構成されていて、この上肢が身体と唯一関節している場所が、胸鎖関節です。胸鎖関節は、鎖骨の内側で胸骨と関節しています。肩甲骨、鎖骨、上腕骨の3つで肩関節を作っていますが、肩関節は前方、側方、下方、上方に筋肉がついており、この位置にとどまっています。身体（体幹）と直に関節しているのは、胸鎖関節だけなのです。

この胸鎖関節の動きが悪くなると、腕の挙《きょ》

上《じょう》や開きが悪くなります。そこで腕を開くときに胸鎖関節が動きやすいようにするエクササイズを紹介します。

右の腕が開きにくいと仮定します。まず右の胸鎖関節の位置を確認してください。鎖骨の上を身体の中心に向けて滑らせていくと、カクッとくぼみがあります。ここが鎖骨の内側の先端で胸鎖関節です。

この先端を中心に胸鎖関節の皮膚を左手でつまみます。この状態で右腕を開いてみてください。つまんだだけで腕が開くようになれば胸鎖関節が原因です。

胸鎖関節の皮膚をやさしく20秒つまんだら一度緩め、もう1回20秒つまんでください。これが1セットで1日1～3セット行い、腕が90度開くようになってください。腕が90度開くようになるまで数日間行います。

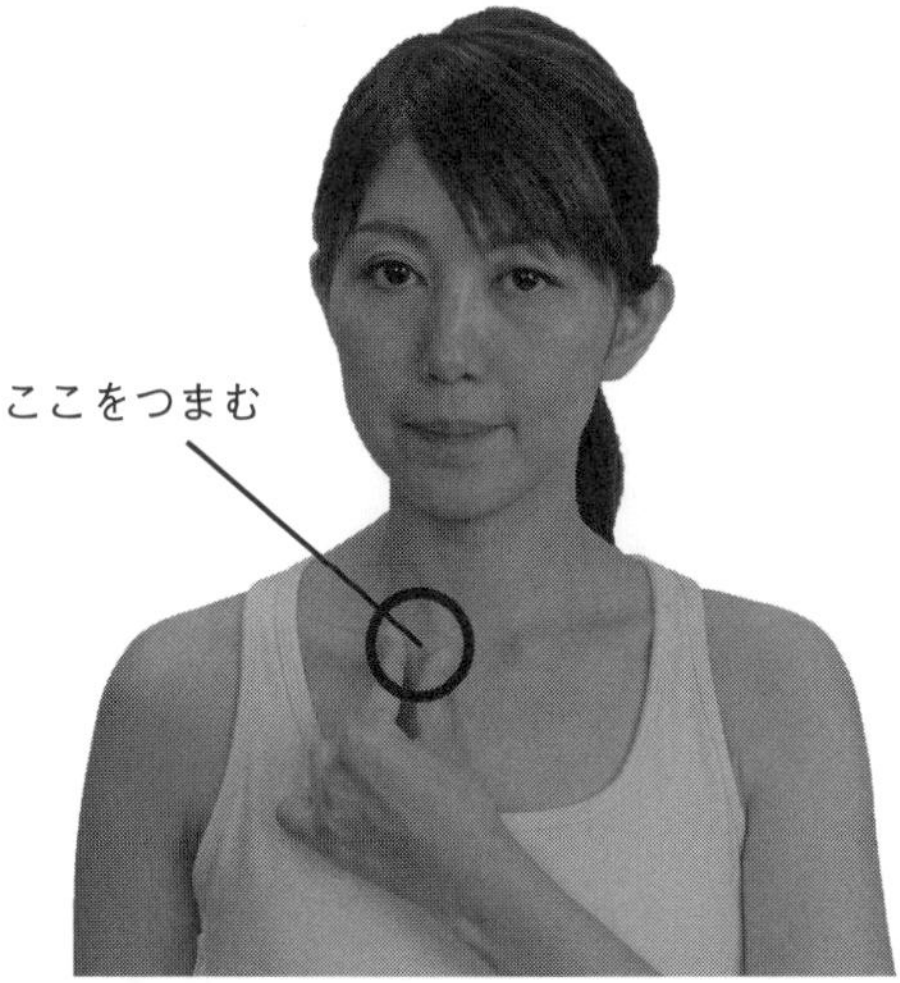

大胸筋を緩める

もう1つの方法は大胸筋部の皮膚をさする方法です。これも右の大胸筋を緩めると仮定してエクササイズを説明します。

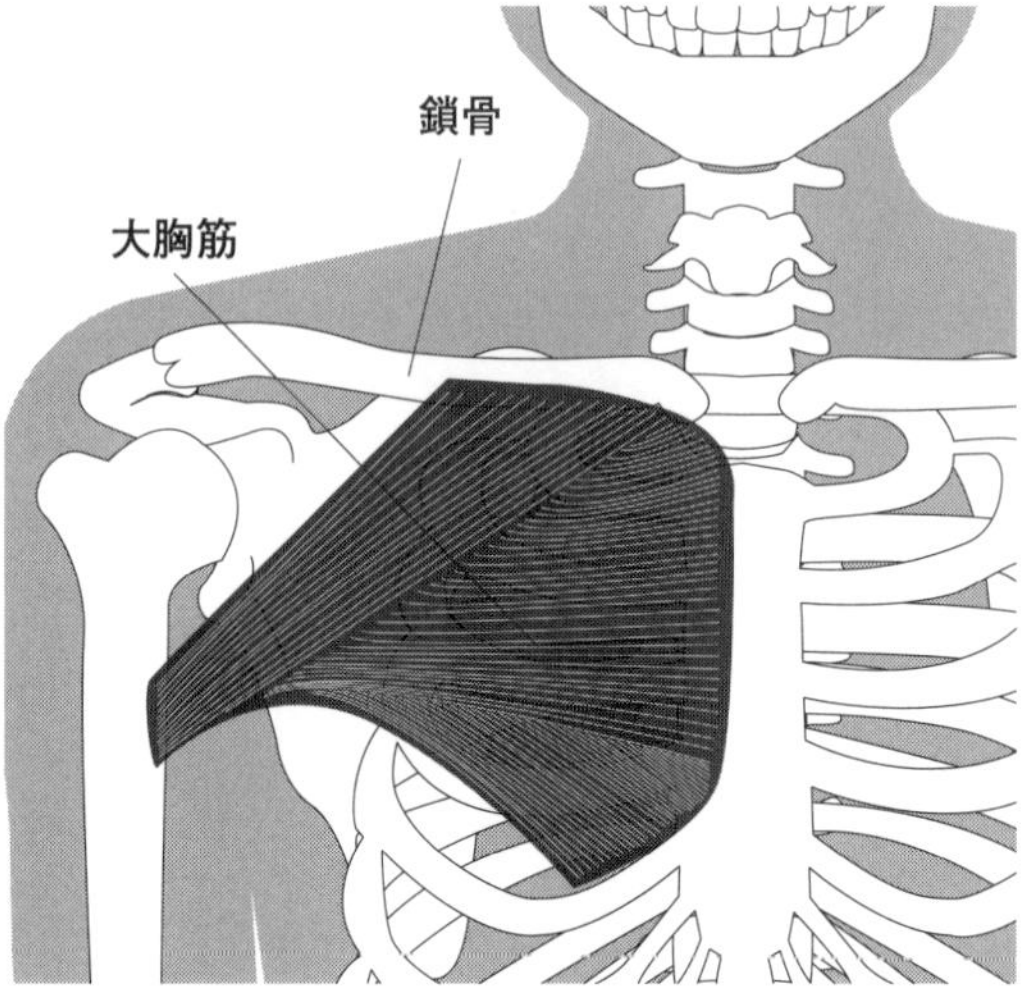

大胸筋は上の図にもあるように、胸から腕方向に筋肉の走行があります。

大胸筋を皮膚を介して緩めるには、左ページの写真のように左の手の平を、右の鎖骨の下側に沿って指先を肩の方向、斜め上に向けてそっと置きます。手全体を置いた皮膚を肩の方向、斜め上に動かします。

斜め上に持ち上げた状態のまま1分間キープします。これを1セットとして、1日1～3セット行なってください。

または、大胸筋部の皮膚を胸から肩関節

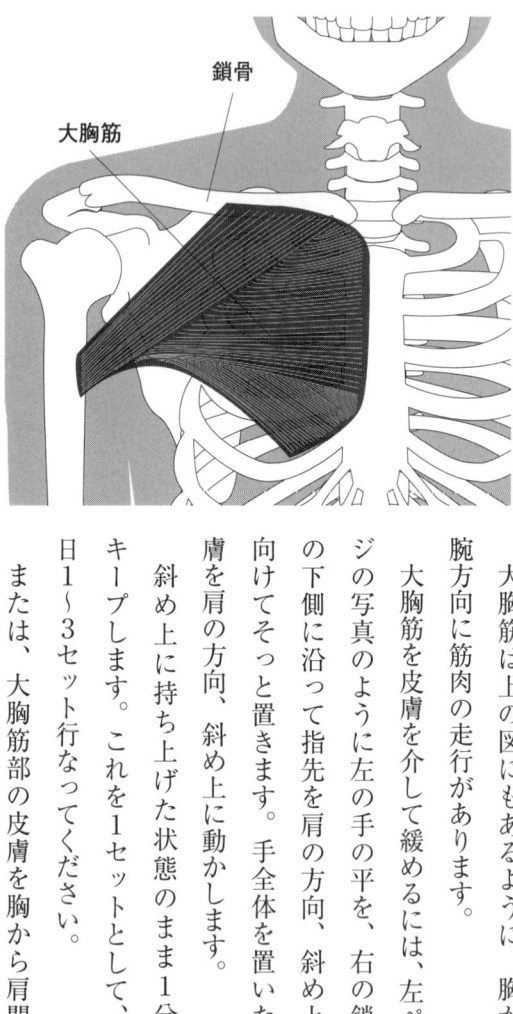

に向かって１００回さすります。これを１セット、１日１～３セット行なってください。どちらでも同じ効果があります。腕が開くようになるまで数日間行ないます。

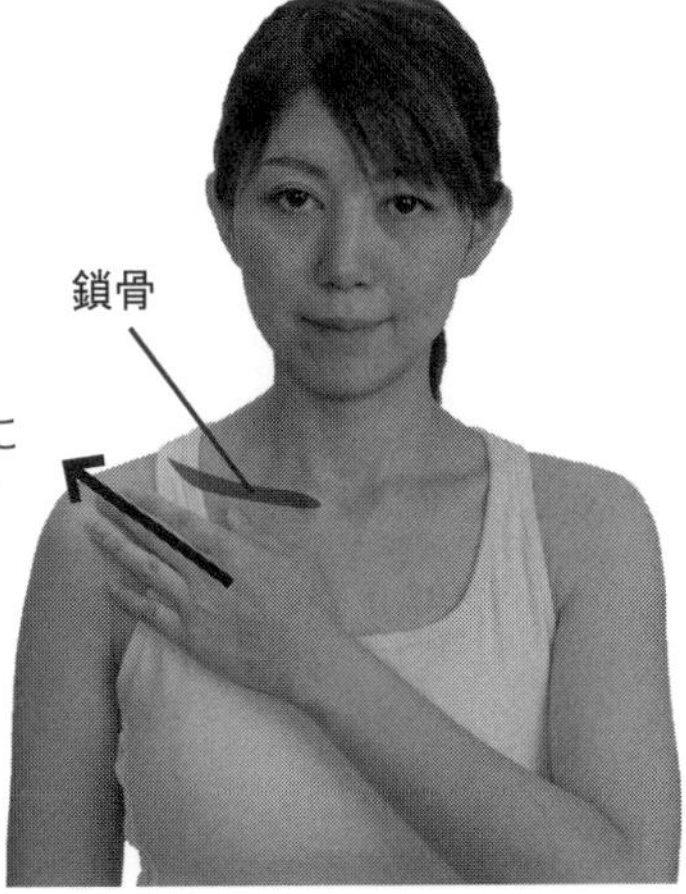

以上で、身体の不調の根本的な原因である姿勢の歪みについて、ご理解いただけたと思います。

自分の姿勢のどこが歪んでいるのか、自己療法を取り入れながらときどき確認してみてください。自己療法やエクササイズを取り入れていけば、徐々に改善していきます。

それでは、いよいよ次の章で痛みや不調のある各部位のエクササイズを行いましょう。大胸筋はどの部位にも関係する、悪い姿勢をリセットするのに重要な筋肉です。**よって、**

各部位のエクササイズをする前に必ず大胸筋を緩めるようにしてください。

第3章

身体に痛みと不調をもたらす各部位のエクササイズ

悪い姿勢をリセットする「各部位のエクササイズ」

第1章で悪い姿勢がもたらす不調とその原因を、第2章で姿勢の歪みのチェックとそれを直す方法をご説明しました。姿勢と身体の関係について理解を深めていただけたと思います。

それでは、各部位のエクササイズと、それがどの症状に対して効果があるのかをご説明いたします。

①大胸筋を緩めるエクササイズ

効果

循環器・呼吸器・消化器系の働き改善、深い呼吸ができるようになる、風邪をひきにくくなる、背中が伸ばしやすくなる、前肩・猫背・肩コリ・背中痛解消

やり方は前の章（P100）で説明しましたので省略します。

②みぞおちを上げるエクササイズ

効果
前肩・猫背解消、お腹スッキリ、バストアップ、ヒップアップ、アンチエイジング、ロコモ解消

みぞおちを上方に引き上げ、肩を引いて背筋を伸ばします。はじめのうちは、この姿勢をしても次第にまた悪い姿勢になっていくと思いますが、できるだけこの姿勢を維持できるように継続しましょう。

このエクササイズは「悪くなっている姿勢のリセット」が目的ですので、できるだけこまめに、20~30分に1回、せめて1時間に1回は姿勢をリセットしましょう。

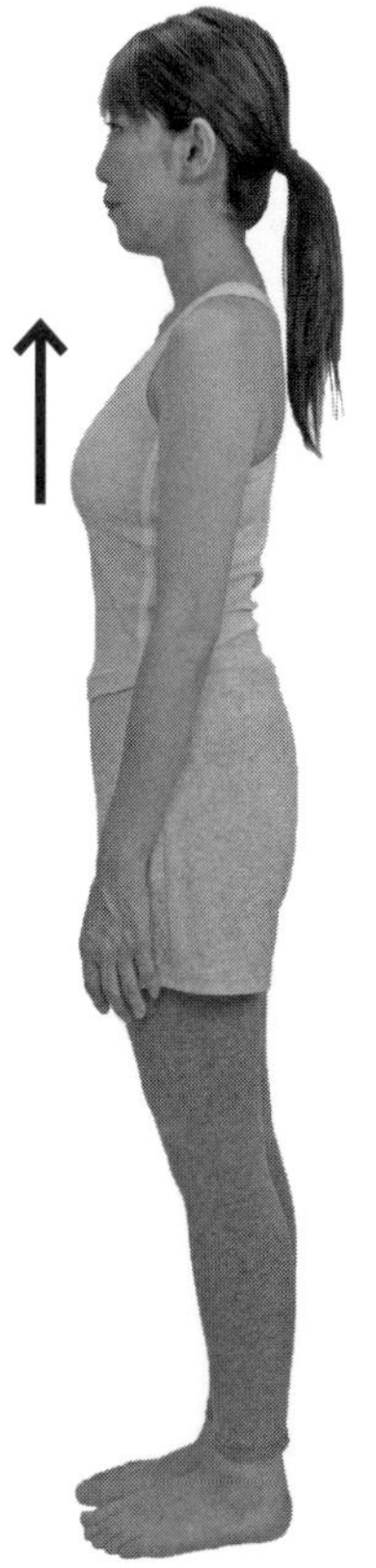

みぞおちを上げる

③肩甲骨の引き寄せエクササイズ

効果

首・肩コリの解消、頚椎の可動域回復、猫背解消、背中のぜい肉解消、アンチエイジング、ロコモ解消

左右の肩甲骨を背骨に向かって引き寄せます。引き寄せたら、元に戻します。これを1回とします。姿勢のリセットのため、この動きもできるだけこまめに、20~30分に1回は行いましょう。せめて1時間に1回は姿勢をリセットしましょう。

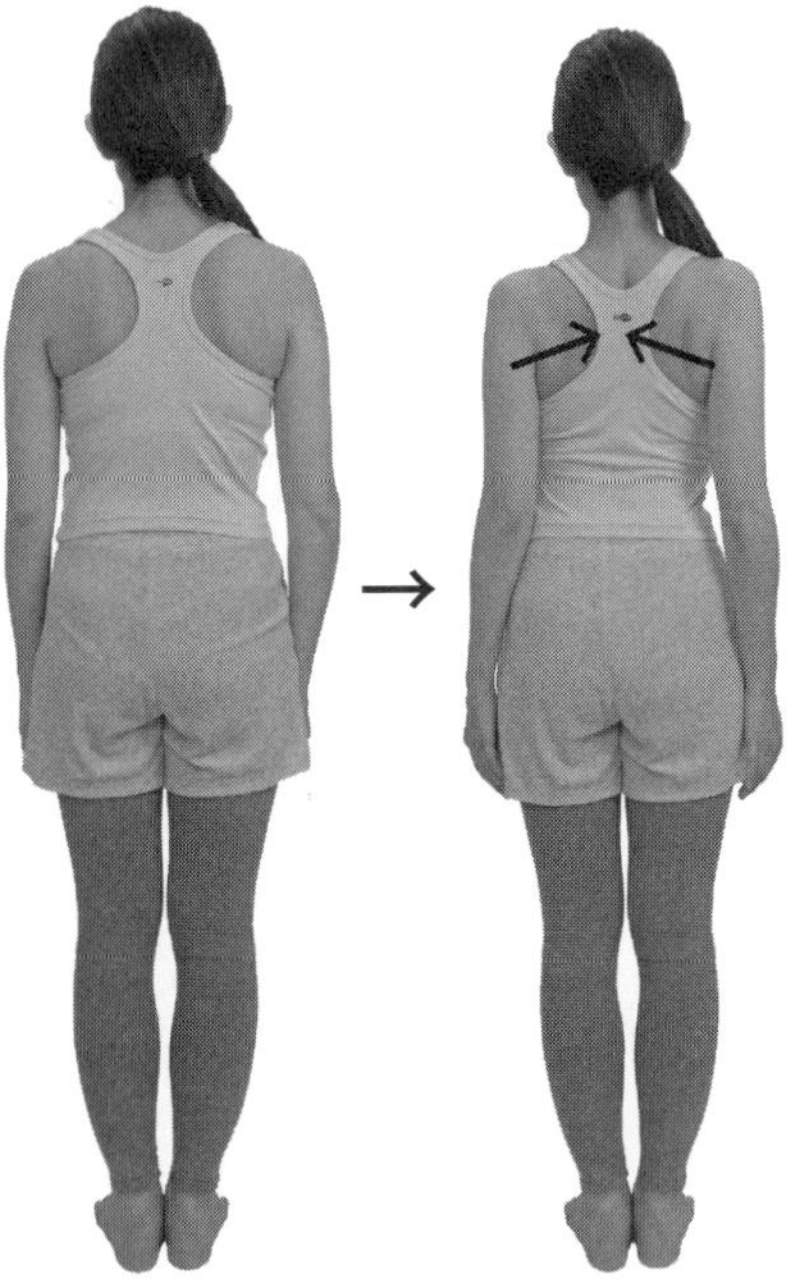

20～30分に1回、
肩甲骨を引き寄せる

④腕の外旋エクササイズ

効果

循環器・呼吸器・消化器系の働き改善、深い呼吸ができるようになる、風邪をひきにくくなる、前肩・猫背・肩コリ・背中痛解消、ロコモ解消

ラジオ体操の深呼吸で息を吸うときのように、胸を開きながら親指を外側に回して（外旋）、手の平を外に向け腕全体を外旋します。腕を開くチェックで腕が90度開かなかった人は、「③肩甲骨の引き寄せエクササイズ」とあわせて行ってください。こちらも、20～30分に1回行いましょう。

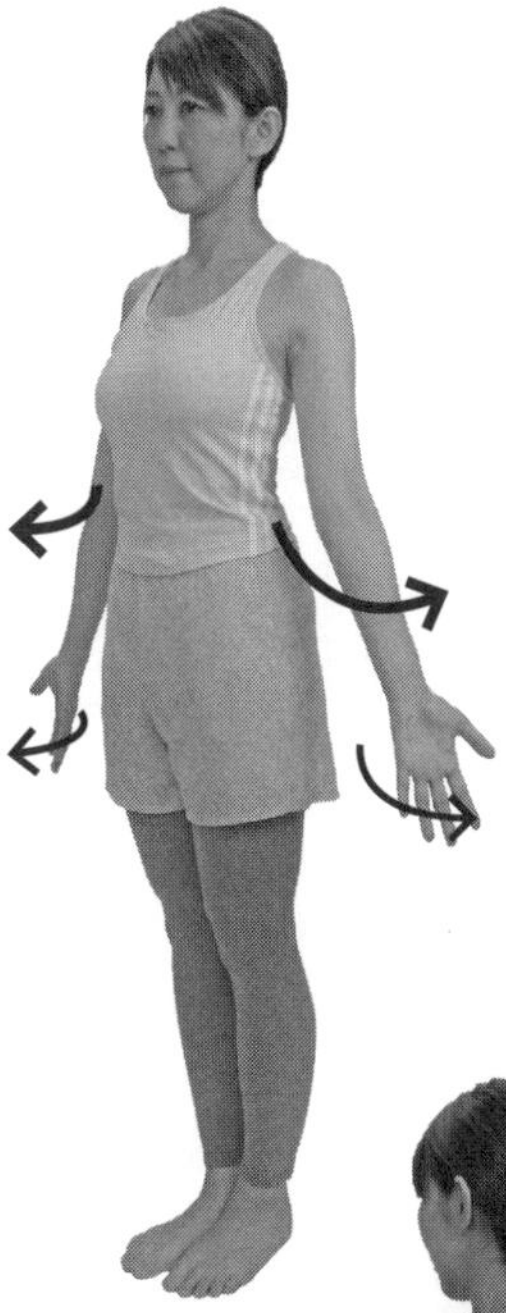

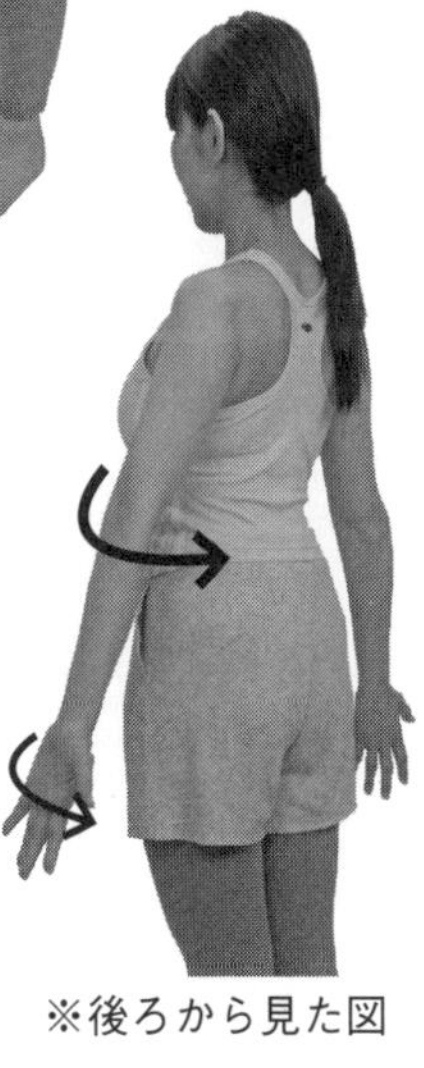

※後ろから見た図

⑤仰向けで行う　背中と肩と大胸筋のエクササイズ

効果
循環器・呼吸器・消化器系の働き改善、深い呼吸ができるようになる、風邪をひきにくくなる、前肩・猫背・肩コリ・背中痛解消、ロコモ解消

バスタオルを2枚、きつく丸めて紐で縛るか輪ゴムなどでとめます。床に置いて頭と背骨がタオルの上にくるように仰向けで寝ます。腰痛がある人は膝を曲げて寝ます。タオルの上に寝ても厚みが保たれるように、タオルはきつく丸めましょう。

胸を開くように肩を広げ、深呼吸の吸うときのように腕を外旋します。この状態で1分間キープします。朝や夜の自宅にいるときなどで、1日にできれば1～3回行いましょう。

ベッドではなく床に寝て行う場合は手が回しにくいので、そのときは胸を開くように肩を広げて、そこから手の平を上に向ける動きができればOKです。

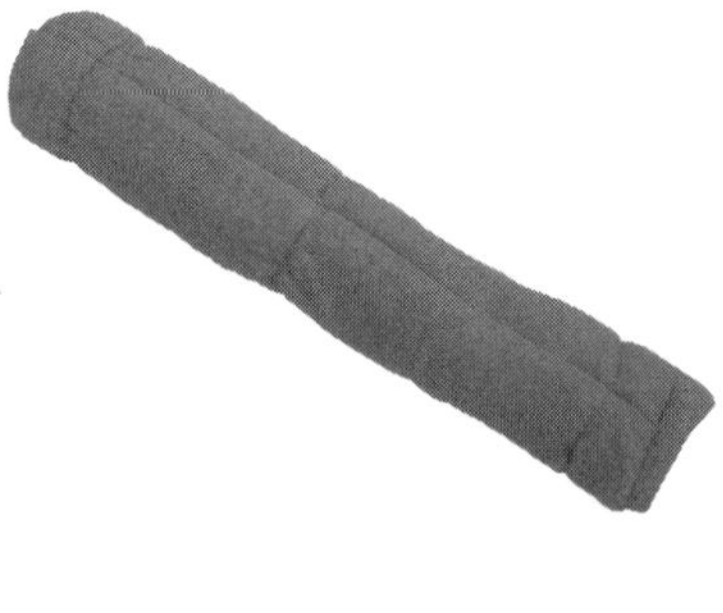

バスタオルを上半身と同じくらいの長さになるように丸める

※腰に痛みが出ない人は
足を伸ばしてください。
腰痛のある方は写真の
ように膝を曲げましょう

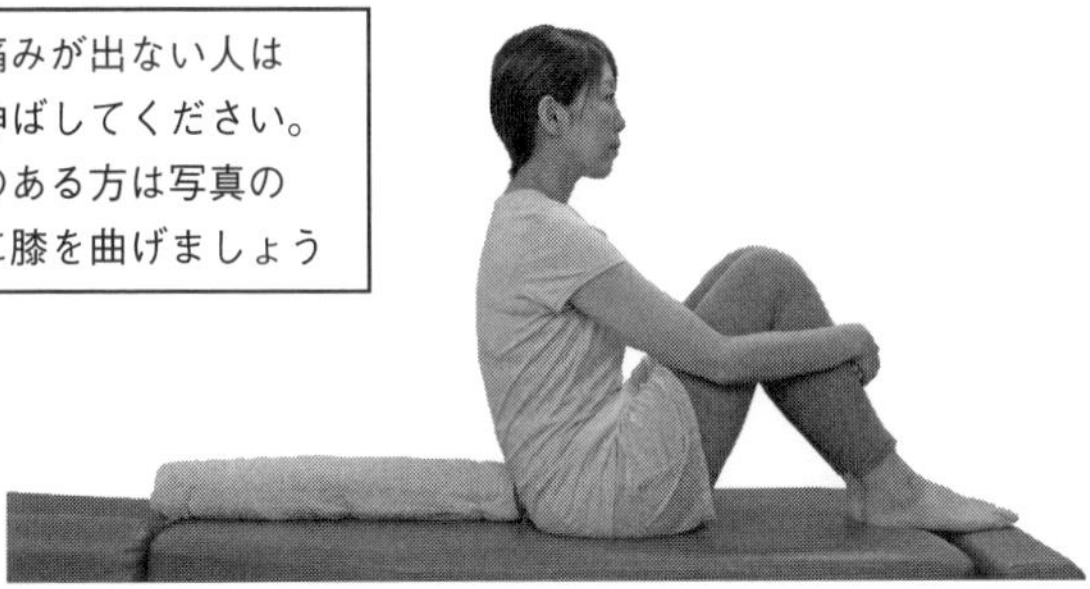

腰から頭にかけてバスタオルを置く

↓

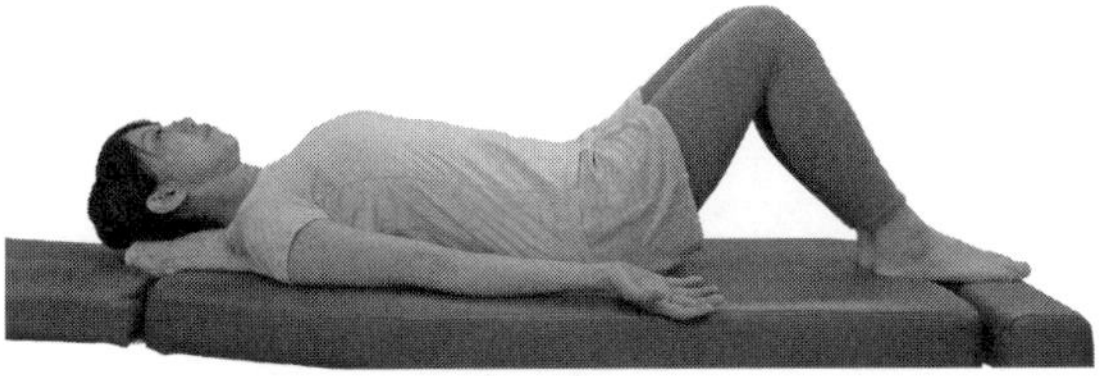

バスタオルが背骨に沿うように寝る

↓

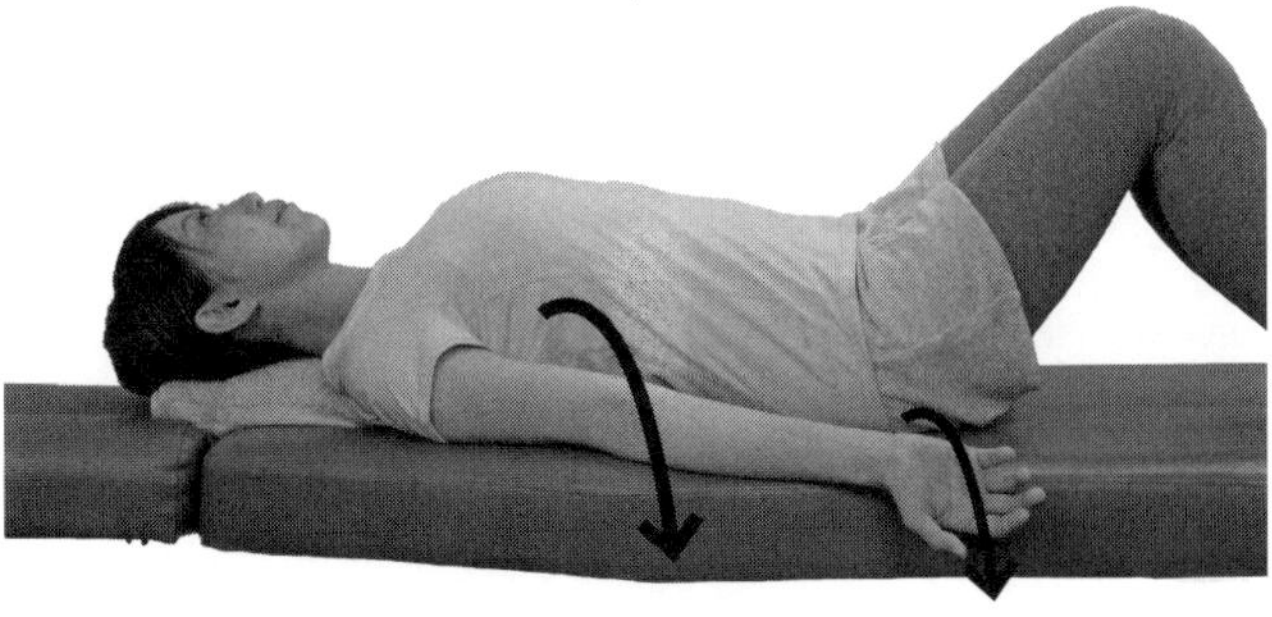

胸を開き肩を広げ、腕を外旋させる
この状態で１分間キープ

⑥腰のエクササイズ

効果　腰痛・腎臓の不調・便秘や下痢・生理痛や生理不順・ロコモの解消

2つの方法があるので紹介します。やりやすい方を選択してください。

1・タオルを使ったエクササイズ

先ほどのエクササイズと同様の、今度はタオルを1枚だけ丸めたものを背骨に対して垂直になるよう床に置きます。ヘソの裏側にあたる腰椎にタオルの中心がくるように仰向けで寝ます。腰痛がある人は膝を曲げて寝ます。この状態で1分間寝るだけです。

仰向けでタオルを入れるだけで、骨盤の前傾、腰椎の前弯カーブ、筋肉のストレッチができます。1分以内に腰に痛みや張りが出る人はタオルの高さが高すぎるので、タオルを低めに丸めてセットしてください。デスクワーク、かがみ仕事、中腰、長時間の運転や座っていた後にやってください。こちらも、1日1~3回できると好ましいです。

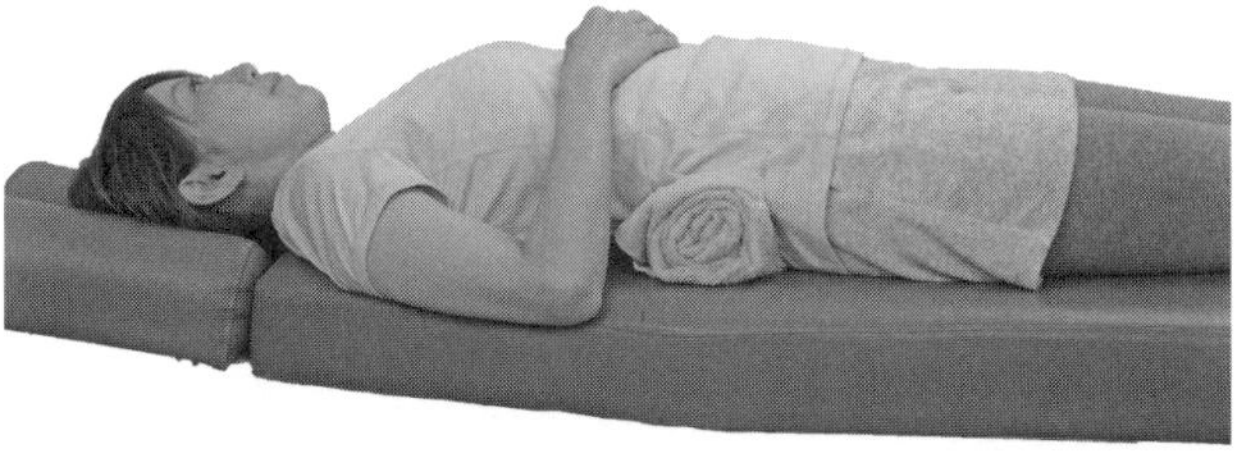

ヘソの裏側に、背骨に対して垂直にタオルを敷き
その上に仰向けになる。この状態で１分間キープ

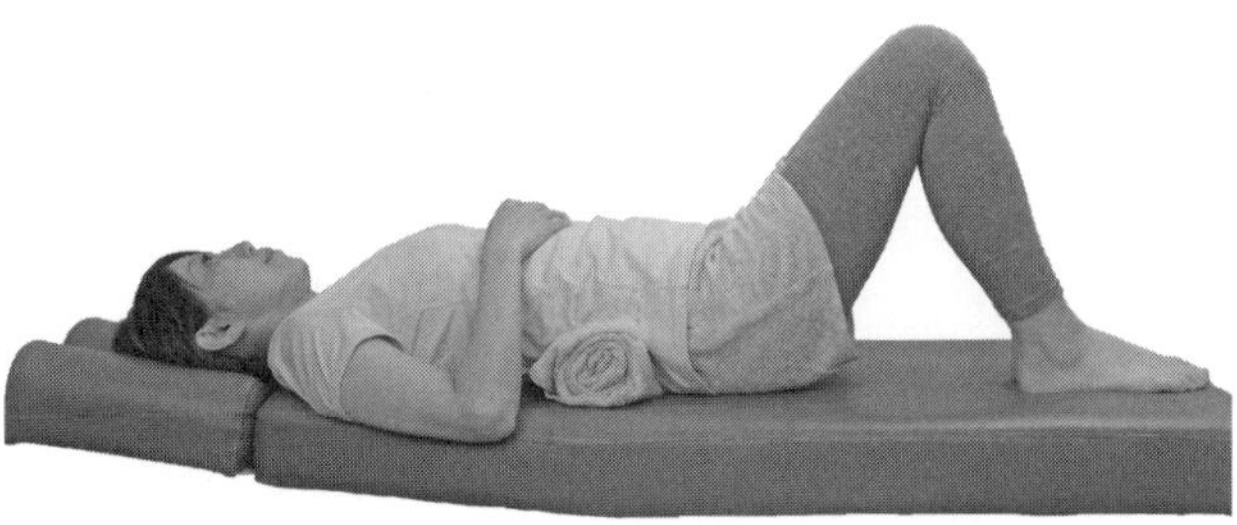

腰痛のある人は、膝をこのくらいの角度に曲げる

２・マッケンジーエクササイズ

うつ伏せに寝ます。

肘を90度に曲げて床につき、腕で身体を支えます。

この時、腰に痛みや違和感が出た人、または骨盤の前側の出っ張った骨が床から離れて浮いている場合は、腰椎が硬くて正常に反れていません。痛みや違和感が出ない高さ、骨盤が床から離れない高さまで腕の角度を下げてください。痛みや違和感が出たところから少しだけ低くしてやるようにしてください。この状態で1分間キープします。

これを1日数回行ってください。特に朝晩は1回ずつ、朝起きてすぐや寝る前にベッドや布団の上で行うといいでしょう。さらに、長く座った後やドライブの後、中腰の姿勢の後にやるように心がけましょう。

腰椎や背筋が柔らかくなってきたら、徐々に肘の角度が90度になるように高くしていってください。

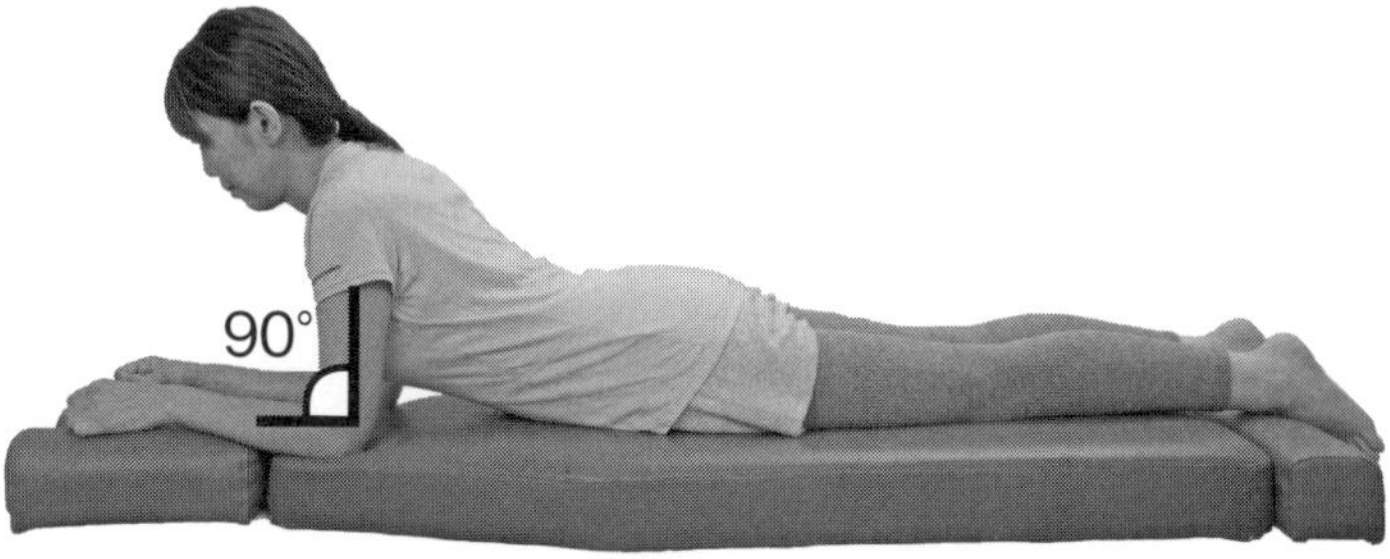

うつ伏せに寝て、肘をつき直角に曲げる
この状態で１分間キープ

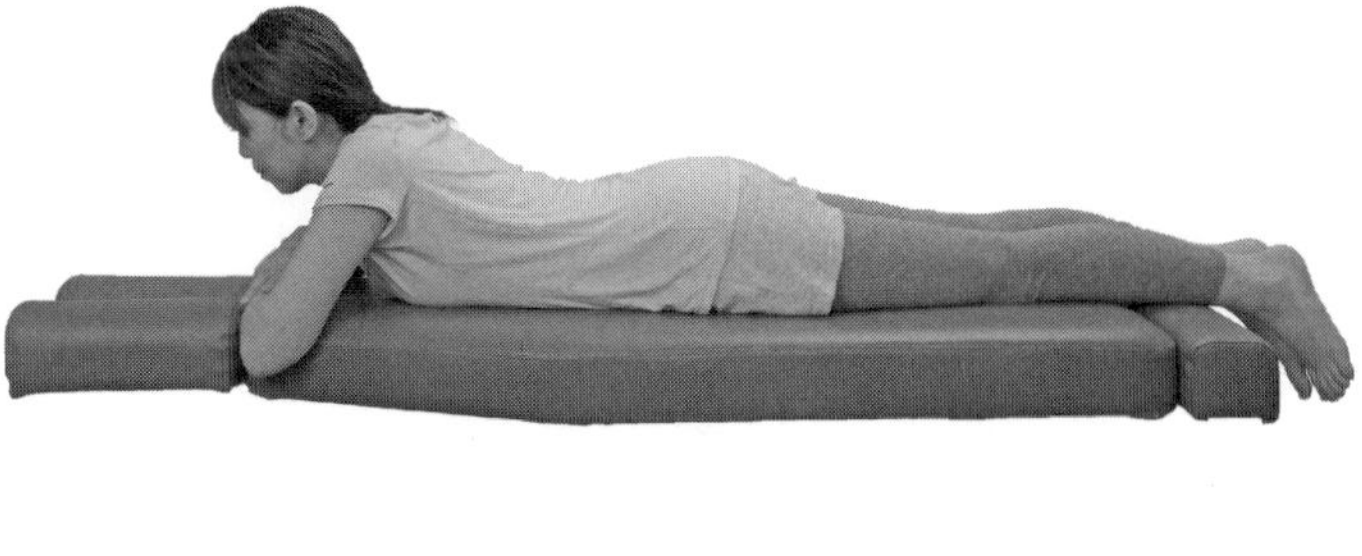

腰痛のある人は、肘の角度を下げて腰を反りすぎない
ようにする

⑦猫背解消エクササイズ

効果

猫背・前肩解消、首の硬さの解消、肩関節の可動域増大

肩甲骨と肩甲骨の間の丸くなった背中を伸ばすエクササイズです。

顔を上にあげて真上を向けなかった人、立って腰を反らして硬さや痛みが出る人はこのエクササイズをしてください。

椅子に浅く座り、肩幅の1・5倍程度に腕を開いて長めの棒を持ち、肘は伸ばします。棒がなければフェイスタオルでも結構です。

この基本姿勢から、腕を無理のないところまであげてください。あげた手をこの位置から少し後ろに、軽く反動をつけて10回動かします。このとき、**肩甲骨と肩甲骨の間の背中を動かすような意識**で行ってください。腰に反動をつけて伸ばすのではなく、腕をあげた位置から腕だけを後ろに動かすことで猫背になっている背中を伸ばします。

顔は正面か少し上向き加減で行ってください。10回やったら最初の基本姿勢に戻します。これで1セットです。3セットを1回として、1日に1~2回行ってください。

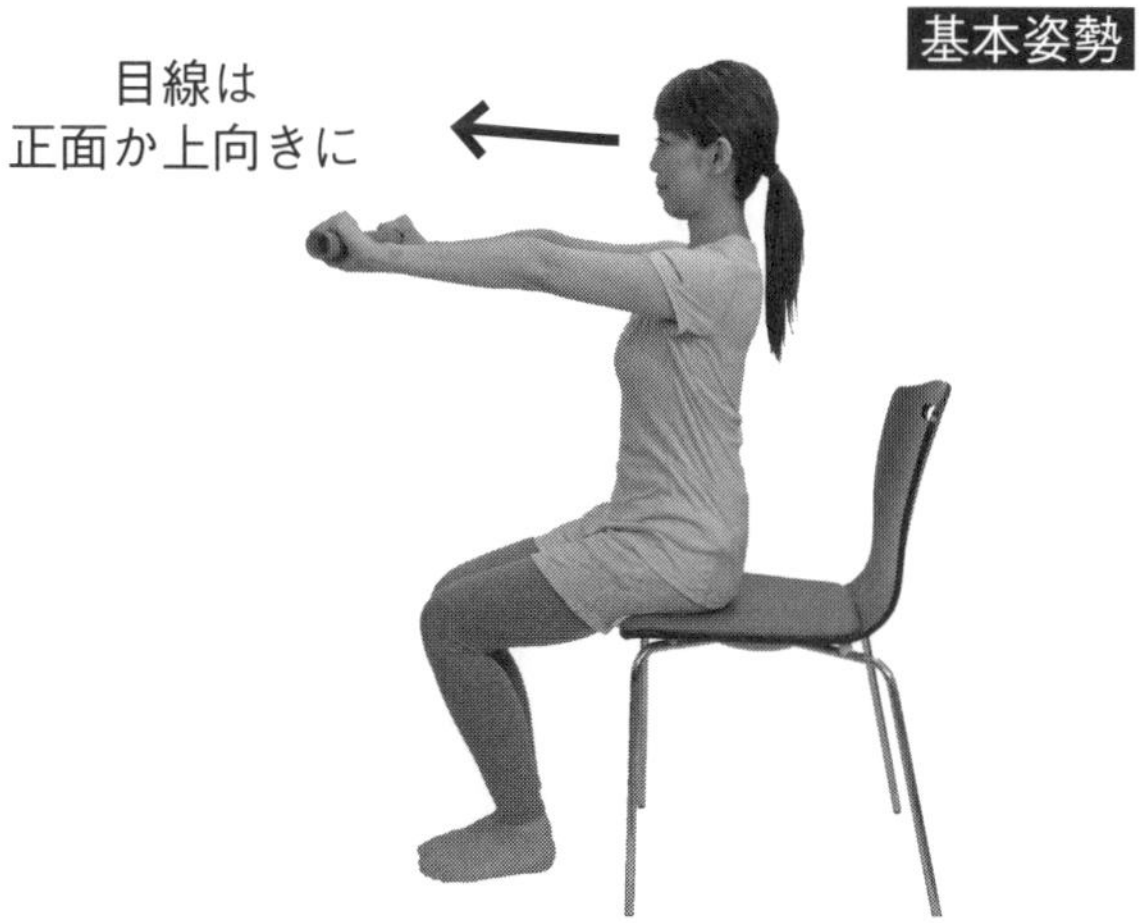

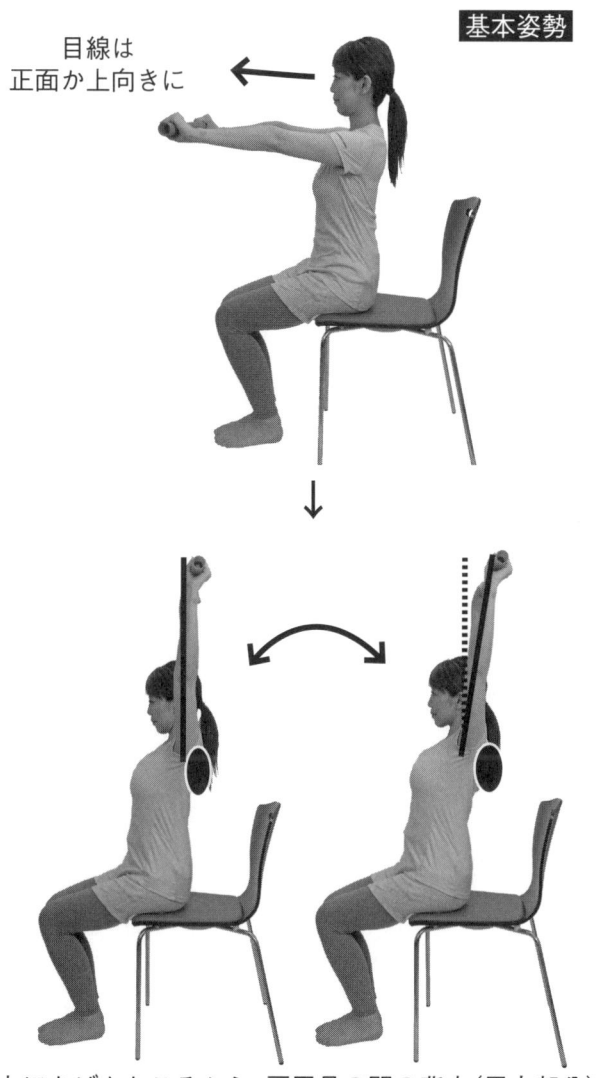

真上にあげたところから、肩甲骨の間の背中(黒丸部分)を
意識して後ろに軽く反動をつけて10回動かす

究極の姿勢改善エクササイズ

最後に、これまでご紹介したエクササイズを総合した「究極のエクササイズ」をご紹介します。これは**首、前肩、猫背、背中、腰に至るまで、すべての悪い姿勢で癖づいた身体を矯正し、正しい姿勢にリセットする究極のエクササイズ**です。

それでは解説します。左ページの上の写真のように、手の甲が下になるよう両手を後ろで組みます。次に手の平をお尻側に向け、手の平を開きながら裏返します。この姿勢で5秒キープしましょう。

このようにして腕全体を外側にひねることで、肩甲骨を背中で引き寄せる動作と大胸筋のストレッチ、前肩の矯正、みぞおちの引き上げを同時に行うことができます。

デスクワークや家事、テレビやゲームの合間、20分から30分に1回、せめて1時間に1回行いましょう。背もたれのある椅子に座っていて後ろで手が組めないとき、また痛みがあって手が組めないときは、次ページのエクササイズを行ってください。

究極の姿勢改善エクササイズ

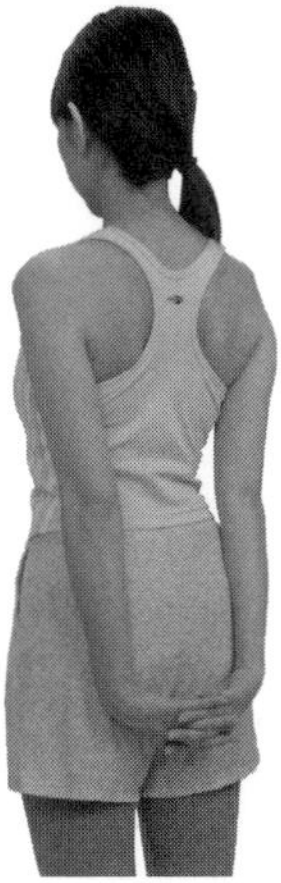

手の甲が下になるように後ろで両手を組む

↙

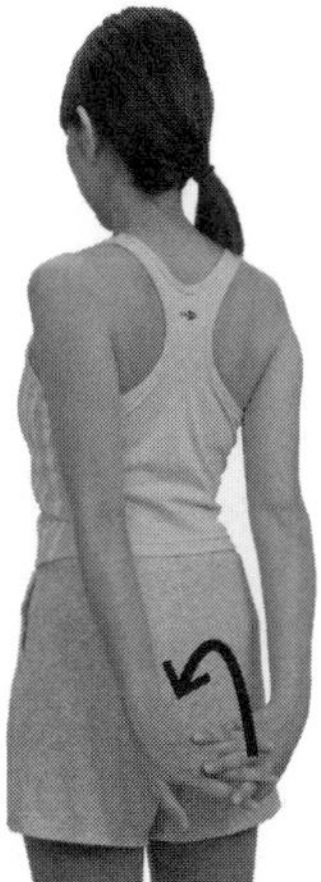

手の平をお尻側に向けて
手を返す

→

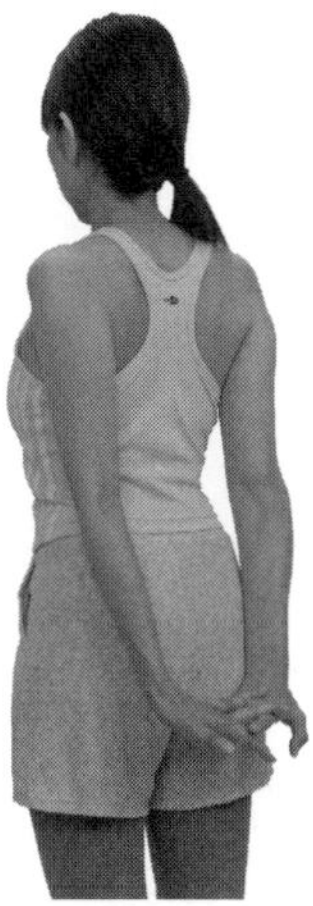

返しきったところで
５秒間キープ

座っているとき（後ろで手が組めないとき）

写真のように深呼吸で息を大きく吸う時の要領で、みぞおちを引き上げ、胸を張り、肩甲骨を背中で引き寄せるようにして、手の平を外に向けて腕を回しながら後ろに引き、5秒間キープします。これは手を組まない究極のエクササイズです。これも、20分から30分に1回、せめて1時間に1回は行いましょう。

立ってやるときに最初から組んだ手を回せない人は、肩や肩甲骨の関節が固着しており、筋肉が硬く収縮して伸びなくなっています。**無理をしてやっても関節や筋肉に負担がかかり身体が痛くなる恐れがあります**。

そのような場合は、この手を組まない究極のエクササイズを行ってください。

同時に「大胸筋を緩めるエクササイズ（↓P100）」、「仰向けで行う　背中と肩と大胸筋のエクササイズ（↓P108）」も併用して行ってください。こうすることで徐々に関節の固着や筋肉の緊張が緩んでくると手を組んで回せるようになります。決して無理をせず、できる状態になってから「究極のエクササイズ」を行いましょう。

手を組まない究極のエクササイズ

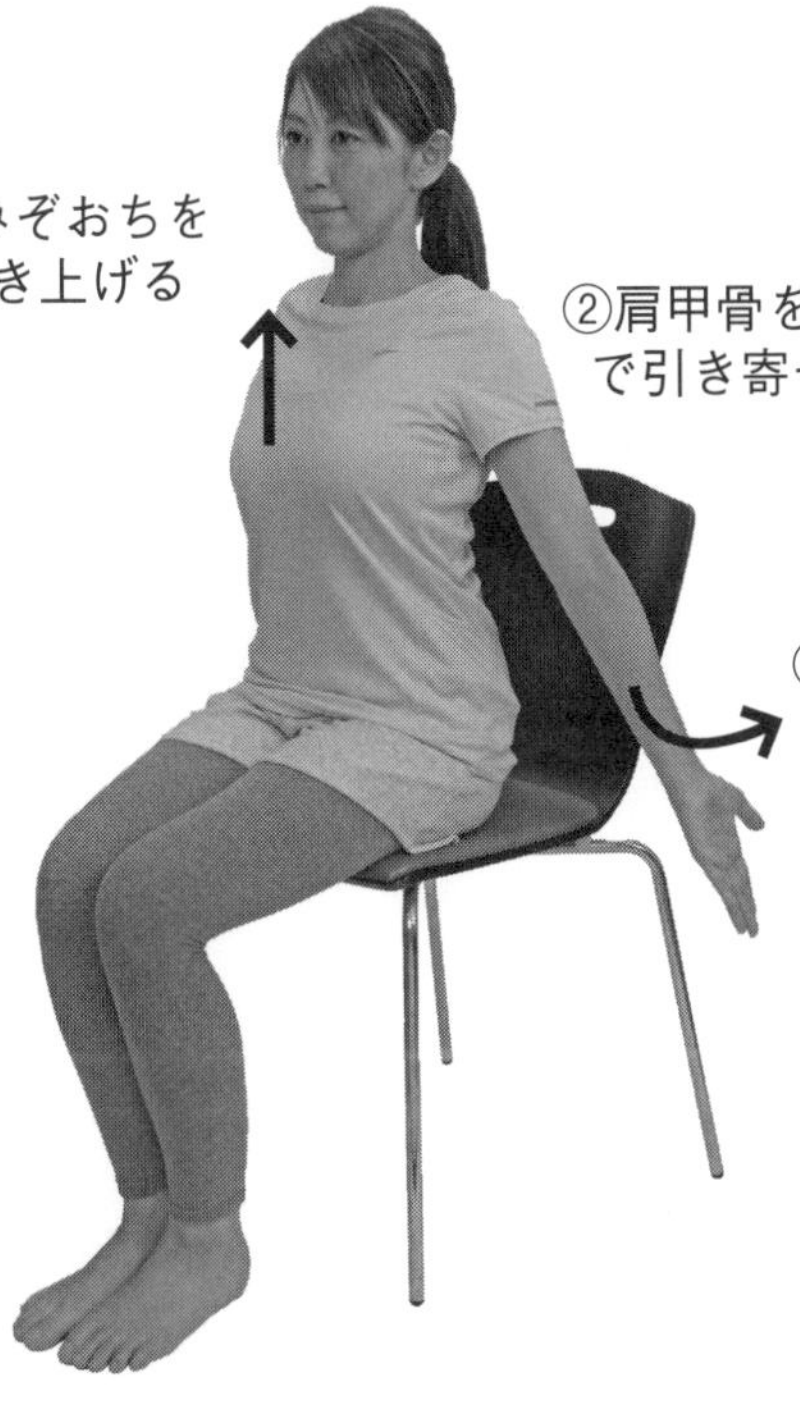
①みぞおちを
引き上げる
②肩甲骨を背中
で引き寄せる
③手の平を外に
向け腕を回す

腕を回した姿勢で５秒間キープ

以上のエクササイズによって、悪い姿勢をリセットして、正しい姿勢をインストールしながら日常生活を送ってください。

家事や子育て、仕事をしているときやくつろいでいるときは、どうしても首、肩、背中は丸くなり悪い姿勢になっています。

私は患者さんにあの姿勢は駄目、この姿勢は駄目とは言いません。拘束されれば嫌になる人もいれば、やれなかった自分にストレスを感じる人もいます。折角、正しい姿勢をインストールしようと意気込んでいるのに楽しくありません。毎日が拘束された苦痛な時間ばかりだと続けられず挫折します。

そのために、患者さんに悪い姿勢になる原因を知ってもらい、それをリセットして正しい姿勢をインストールするエクササイズの必要性を理解したうえで実行したくなるようにご説明しています。それが本書にあるチェック項目とエクササイズです。

日常生活の姿勢で、首、肩、背中が丸くなり悪い姿勢になっていても心配することはありません。仕方がないことです。

それよりも**悪い姿勢をしていた後が重要です**。

悪い姿勢が癖づかないようにすることが大事なのです。**悪い姿勢が癖づかないよう、究極のエクササイズで反対の姿勢をすれば良い**のです。

体操やストレッチ、ヨガは右に身体を動かしたら左にも、前に曲げたら後ろにも身体を動かしますよね。ところが日常生活は正しい姿勢がニュートラルだとしたら、前屈みや首、肩、背中を丸くしている姿勢がほとんどです。ニュートラルに戻すことすら全くなく、逆方向に動かす姿勢は皆無です。これが悪い姿勢が癖づくメカニズムです。

これを予防するために、**デスクワークなどで悪い姿勢が続いたら、理想としては20～30分に1回は「ペンギンポーズ」をとりましょう**。

ここでペンギンポーズについてご説明しますと、それは言葉通り、ペンギンが歩く時の姿勢であり、先ほどご紹介した「究極のエクササイズ」に通ずるものです。

なぜペンギンかというと、ペンギンは立っているときや休んでいるときは背中を丸めて猫背になり、ヒレのような小さな翼が身体の前側にある前肩のようになっています。人間の悪い姿勢そのままです。

ところが、歩く時は背中を伸ばして胸を張り、翼が後方で腕を外旋しているかのように歩きます。それが私が考案した究極のエクササイズの姿勢に似ているので、ペンギン

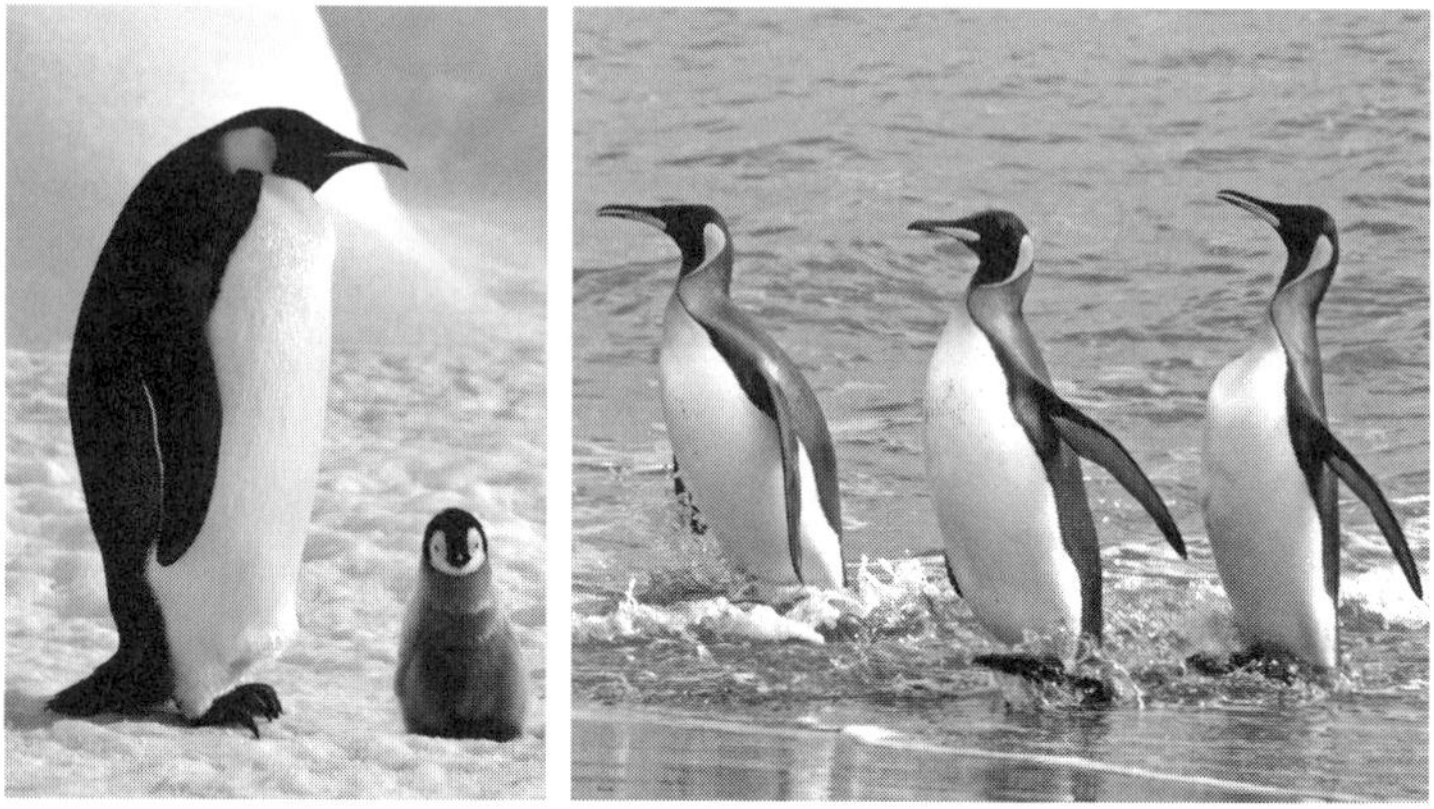

左が休んでいるときのペンギン、右が歩いているときのペンギン
（左写真：©vladsilver/shutterstock、右写真：©Vladimir Seliverstov/123RF）

ポーズと名付けました。

このペンギンポーズを、最低でも1時間に1度はしましょう。

最初は忘れがちでつい時間が経ってしまいますが、忘れがちでも2週間続けられれば習慣づくようになってきます。

家事をする場合も、掃除機をかけるなら掃除機を持ったままでいいから途中でひと伸ばし、料理の下ごしらえが終わったらひと伸ばし、洗い物が終わったらひと伸ばし、テレビを観てくつろいでいる時は、コマーシャルになったらひと伸ばしといったように悪い姿勢をした後にひと伸ばしすることを習慣づけるといいでしょう。

私の患者さんで、この習慣づけを守った猫背の男性は、デスクワークの仕事中も家に帰ってからもいつも姿勢に気をつけて、1週間後に来院した時に別人のように姿勢が変わった人がいました。

この患者さんは特別としても、ある程度真面目にやれば大胸筋が緩み、姿勢を正す肩や背中の筋肉が使えるようになるので、筋力がついてきて正しい姿勢をキープしやすくなり、継続すれば大体2週間から1ヶ月で姿勢が変わってきます。

どうしても、最初の1~2週間は忘れがちです。それは習慣づいていない、良い意味で癖づいていないからです。とにかく、忘れても気づいたら思い出してやる事で、習慣づいてきます。根気よく行ってください。

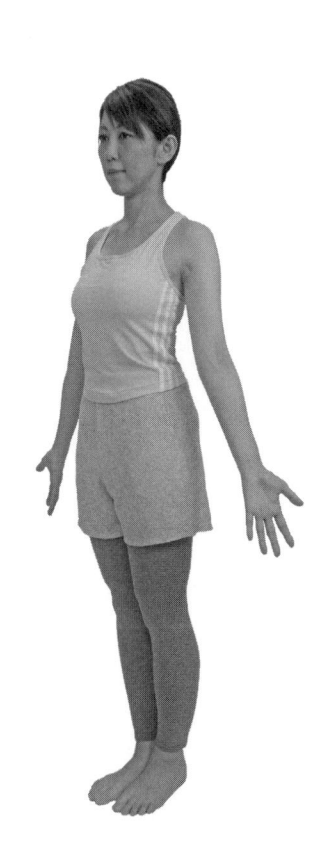

ペンギンポーズ（立位）

第4章

正しい姿勢を知り、身体にインストールする

日常生活における正しい姿勢・悪い姿勢

悪い姿勢が及ぼす様々な影響と、どのようにして悪い姿勢を追い出すかについてお話ししてきましたが、それでは、不調を招かないようにするためにはどうすればよいのでしょうか。

それは、**悪い姿勢を正しい姿勢に直すこと**です。

それでは正しい姿勢とはどのような状態なのでしょうか。

第1章で「身体が楽になる姿勢」であるとお伝えしましたが、それだけではどのようにしたらよいのか分からないという方は少なくないでしょう。

また、身体に影響を与える姿勢というのは、何も立っているときの姿勢だけとは限りません。デスクワークなどをしている方は実感していると思いますが、座っているときに机に肘をついて前のめりになっていると、背筋が丸くなり肩コリの原因となります。

重たいものを運ぶ時も、正しい姿勢で持ち上げたり運んだりしないと、腰を痛めることなります。

不調を招かないようにするためには、常に正しい姿勢である必要があるのです。

そこで、本書の最後に、場面ごとの正しい姿勢をご紹介すると同時に、日常生活の中でついとってしまいがちな悪い姿勢もご紹介します。

第3章のエクササイズを実践していただければ身体に染み付いた癖をリセットすることができますが、**再び悪い姿勢をインストールしてしまっては元も子もありません**。そのために、そもそもなぜ姿勢が悪くなってしまうのかを理解する必要があります。

正しい姿勢と悪い姿勢を比較しながらご説明していきますので、どういった点に気をつけるべきか見てみましょう。

正しい姿勢を知り、これを継続していくことで、身体の調子を整えていきましょう。

立っているとき

× 悪い姿勢

電車やバスを待っているときや、人と待ち合わせをしているとき、台所で料理の仕込みや洗い物をしているときのように同じ場所でジッと立っているときは、体育の「休め」の立ち方のように、片方に重心をかける姿勢になっており、身体を歪めてしまいます。

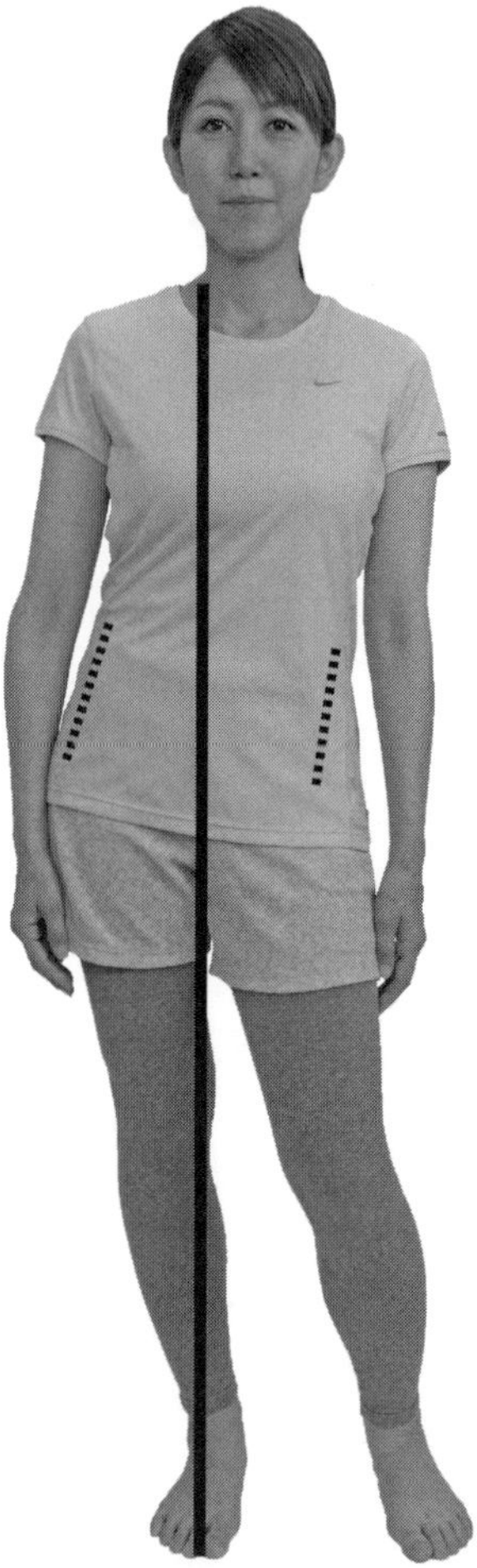

重心が片方にずれて、
ウエストが斜めになっている

基本的には両脚に均等に重心をかけて立つことが望ましいです。これまで無意識に、休めの姿勢をしていたのでしたら、反対の足に体重を乗せる休めの姿勢にするのは悪くはありません。立っている時に今どういう立ち方をしているかチェックしてください。休めの姿勢をしていたら、どちら側に重心をかけているか確認してください。そして、両足に体重をかけるように心がけてください。

また、両足に重心がかかっていても、左の写真のように猫背、前肩、腰が曲がっていると、膝も曲がってしまい、腰痛や膝痛の原因になります。

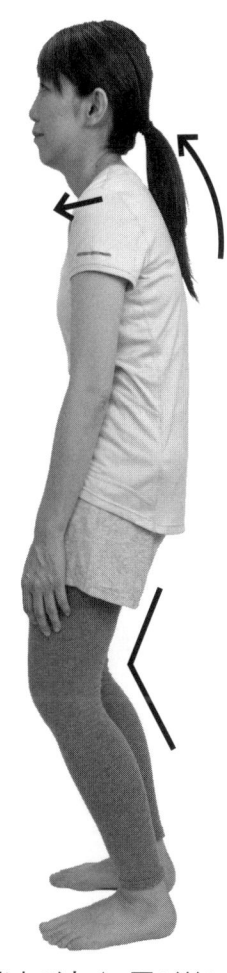

背中が丸く、肩が前に
出て膝が曲がっている

○正しい姿勢

横から見たときに耳の穴、腕の中心、股関節の中心、足の外くるぶしの前方が一直線になっている状態です。

立った姿勢でみぞおちを上に引き上げ、肩を後ろに引き、視線を少しあげます。これが基本姿勢になります。

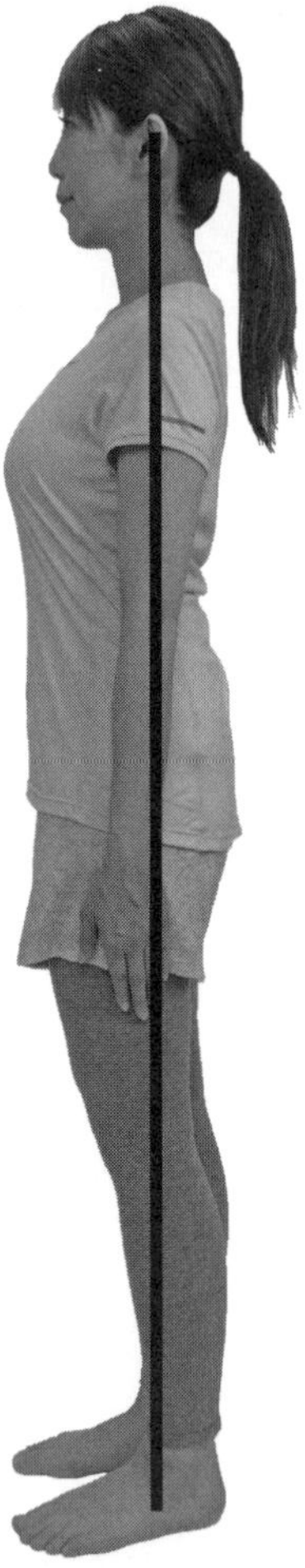

正しい立ち姿勢

この基本姿勢からP82の「正しいかかと重心」にしてください。

これが、身体が楽になる「究極の立ち姿勢」です。前から見た場合は両足に左右均等に重心をかけて立ちます。

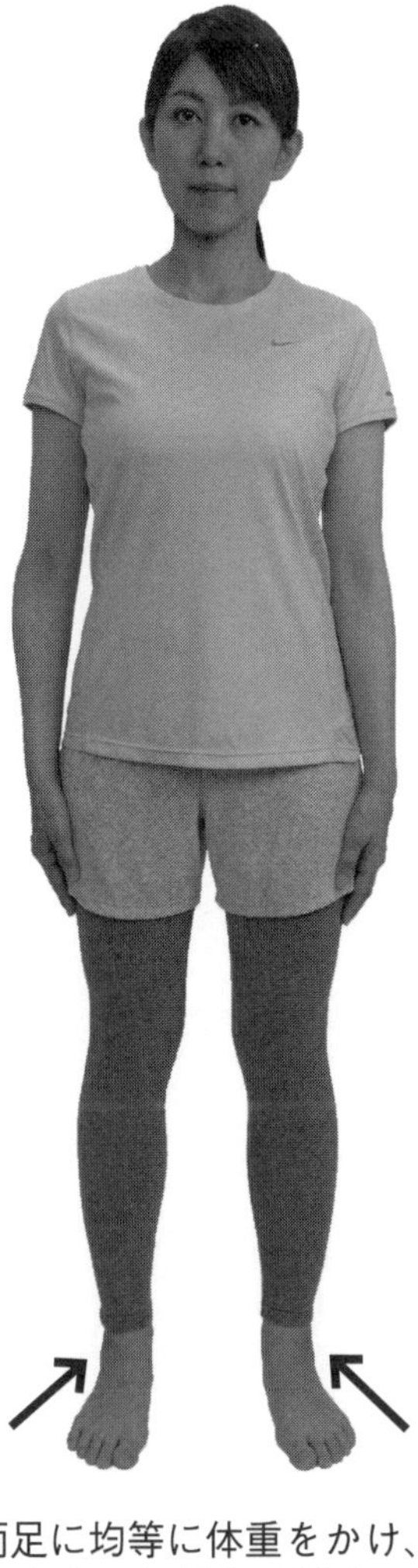

両足に均等に体重をかけ、
かかとに重心を置く

正しい姿勢のために気をつけたい部位

特に姿勢を意識せず、普通に立った状態でよく見られるのが、次の2つです。

①腰から背中や肩が丸くなっているパターン

②腰は伸びているが、背中や肩が丸まっているパターン

まず、①についてですが、腰が伸びなければいくら背中を伸ばしても正しい姿勢にはなりません。腰が伸びない状態が続けば、腰痛や股関節痛、膝痛の原因になります。姿勢を改善するには腰も重要なポイントですので、このタイプは腰から上すべてをエクササイズしないと正しい姿勢にはなりません（「⑥タオルを使ったエクササイズの1・2」↓P110、112、「⑦猫背解消エクササイズ」↓P114）。

次に②について、このタイプは腰は伸びているため背中から上をエクササイズすれば正しい姿勢になります（「胸鎖関節」↓P99、「大胸筋」↓P101、「③肩甲骨の引き寄せ」↓P106、「④腕の外旋」↓P107、「⑤仰向けで背中と肩と大胸筋」↓P108）。

背中が丸まった状態でしばらくいたら、時々背中を伸ばして悪い姿勢をリセットし、悪い姿勢を癖づけない習慣を作りましょう。

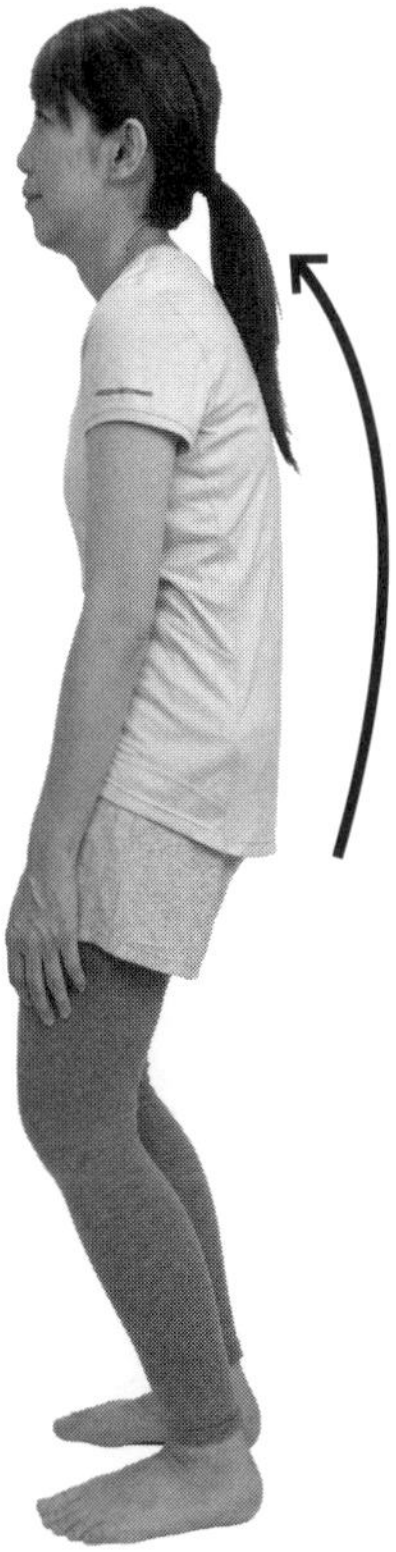

腰から丸まった姿勢

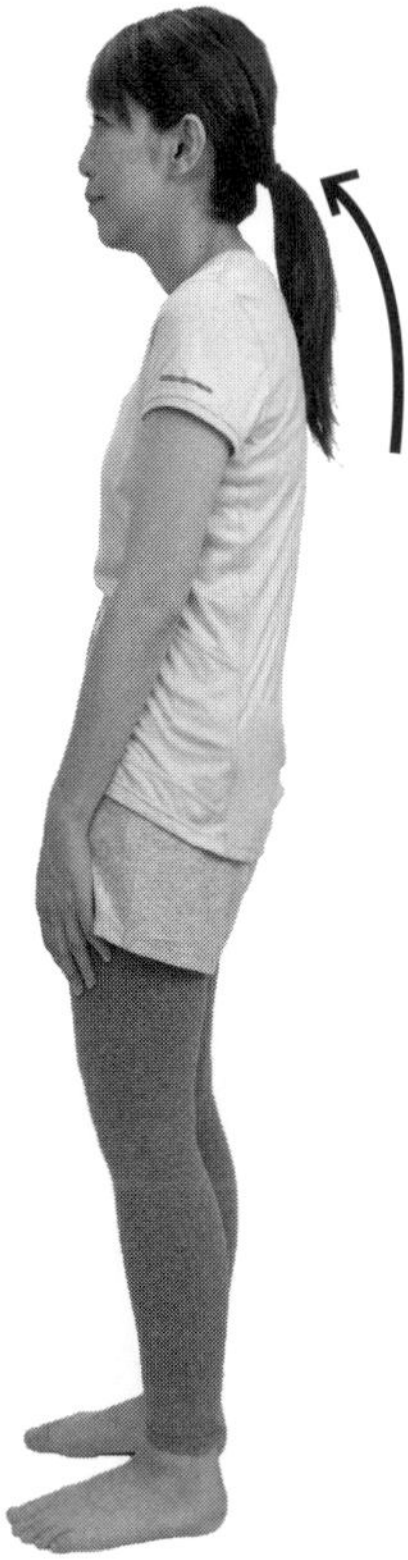

背中から丸まった姿勢

歩いているとき

× 悪い姿勢

前のめりの姿勢になっていたり、膝が曲がっていたり、また、外股や内股になっているのは、歩くときの悪い姿勢です。腰から曲がった前かがみで、膝が曲がっていて、足先が外や内に向いたままで歩くと足首、膝、股関節、骨盤に負担がかかり、痛む原因になります。

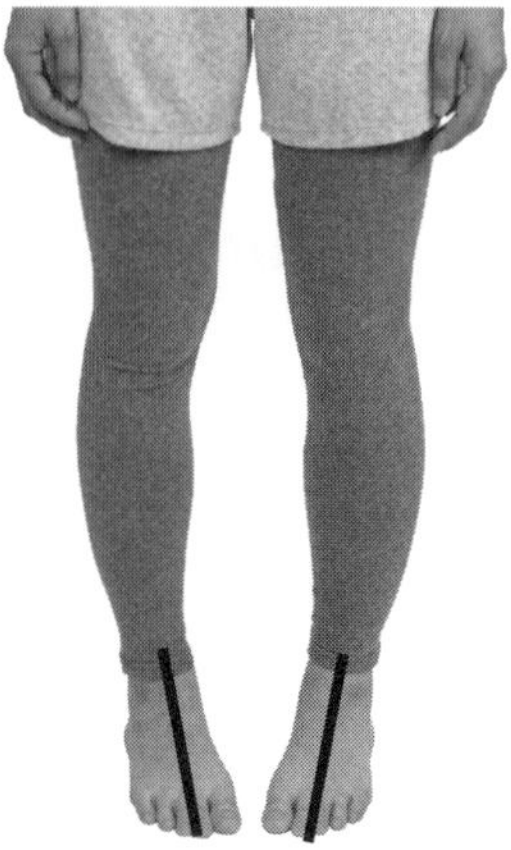

内向きの足

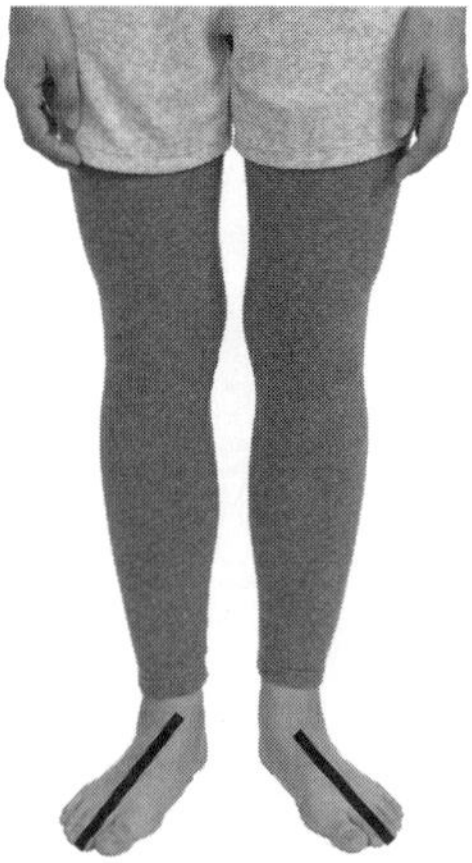

外向きの足

○正しい姿勢

立っているときの「究極の立ち姿勢」を保ったままで歩きます。

足は左右平行に出し、歩きながら時々足先を見て、つま先がまっすぐ向いているかチェックしてください。最初はいつもの歩幅にして歩きましょう。

この姿勢で歩くのに慣れてきたら、いつもより気持ち歩幅を広くしましょう。そのほうが腰の動きがよくなり、颯爽とした歩き方になります。「究極の立ち姿勢」は、モデルさんが立っているときの姿勢です。「頭のてっぺんを上からひもで引っ張られているような真っ直ぐな姿勢」という例えがありますが、まさにその姿勢で歩きましょう。

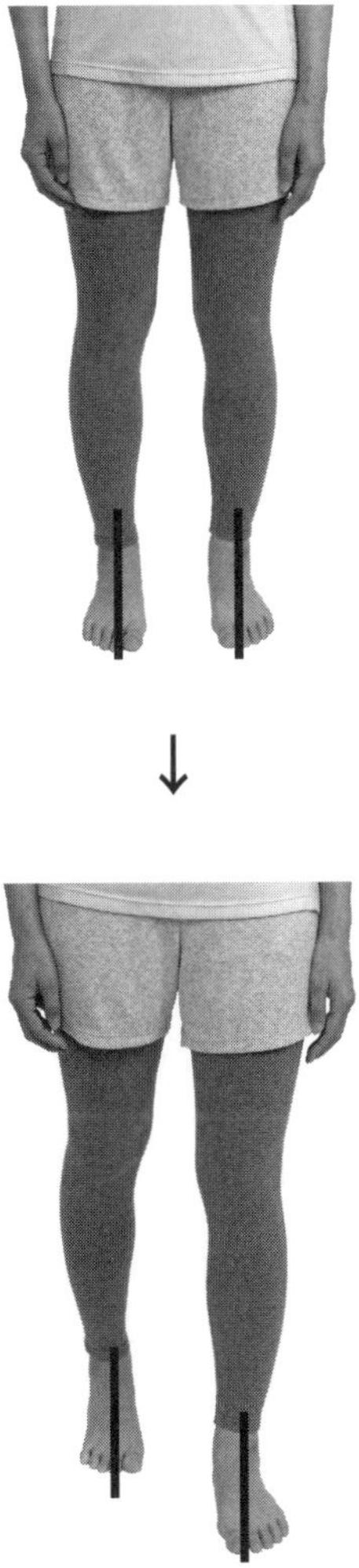

左右平行に出す

椅子に座っているとき

座っているときの姿勢は立っているときとは異なります。

さらに、「座っているとき」と一括りに言うのも難しいです。パソコン作業や座り仕事のとき、テレビを観たりくつろぐとき、携帯やスマホの操作を行っているときなどでも姿勢の条件が違います。これらを1つ1つ解説していきます。

×悪い姿勢

最初に、椅子に座る姿勢でよく見られる悪い姿勢をご紹介しましょう。

浅く腰掛けて寄りかかった姿勢や低い椅子、柔らかいソファに座ると左ページ上の写真のような姿勢になっています。**胸椎の後弯が強くなり背中が丸く前肩になります**。この姿勢で身体が硬くなると頭痛、首痛、肩コリなど様々な症状の原因を作ってしまいます。

また、悪い姿勢で座ると骨盤は後ろに傾きます（後傾）。この状態では、腰椎の前弯カーブは減少するか後弯カーブになります。足を組んで座る人も多いと思いますが、足を組むと骨盤が捻れ、左右の骨盤の高さも傾き歪んだ姿勢になります。

骨盤に歪みがあると座るときにすぐ足を組んでしまいます。長時間片方だけを組んだままでいればさらに歪みがひどくなりますので、どうしても組みたくなったら反対の足も組みましょう。骨盤が歪んでいると反対側は組みにくいと思いますが、それを矯正するためにも交互に組むように心がけましょう。ヨガやストレッチ、体操でも、右をやったら左、前に屈んだら後ろに反るなど左右・前後対称に身体を動かします。

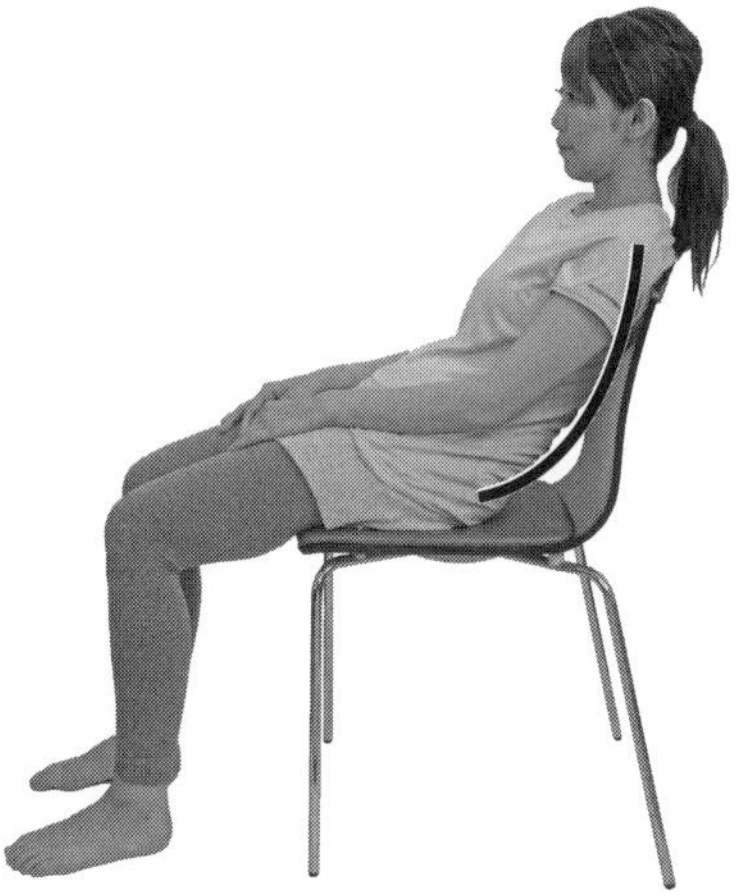

背中が丸くなる悪い座り方

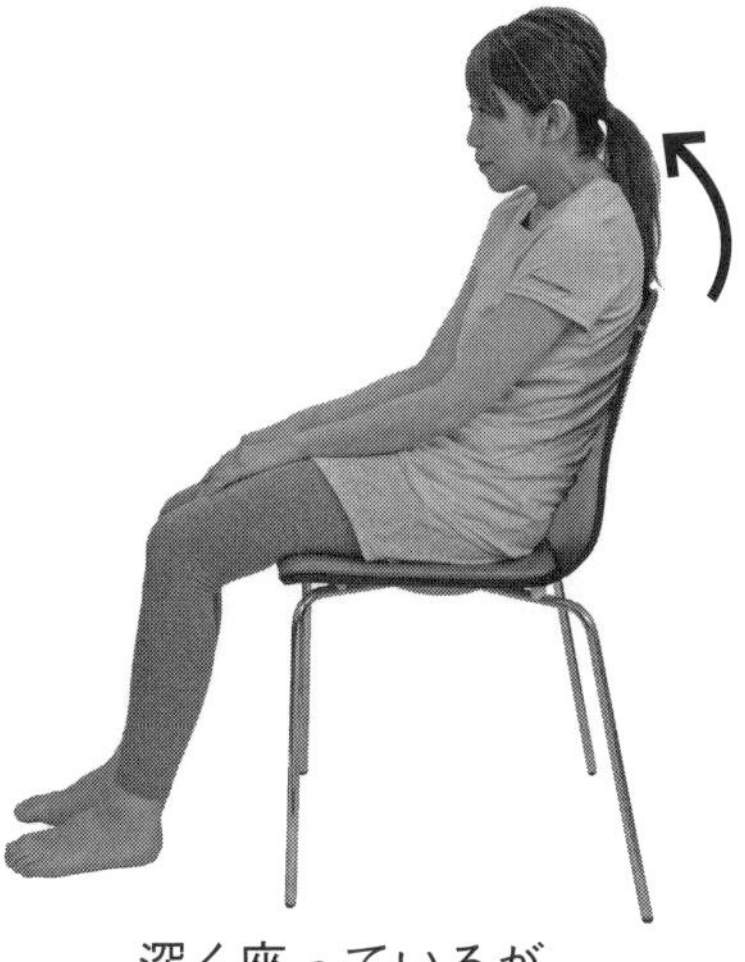

深く座っているが、
背中が丸くなっている

○正しい姿勢

まず、食事などの場面で椅子に座る方法です。

普通に椅子に腰かけると股関節は約90度屈曲していますので、この角度を広げるために座る腰の位置を椅子の前方に移して腰かけます。次に膝を曲げ、足先を後方に引くことで膝が下がり股関節の角度が広くなります。足の幅は、楽なように開いて結構です。

浅く腰かけて足の裏が床についているときと足を後ろに引いたときとでは、足を後ろに引いたときの方が股関節の角度が広がり、**骨盤が直立しやすくなり、腰椎が前弯しやすくなります**。背中と肩が正しい姿勢になりやすいのが分かると思います。これが「究極の椅子に座る姿勢」になります。

女性の場合、この姿勢から足を右か左か横にして座れば、より綺麗な座り方に見えます。自由がきけば時々、横に出した足を反対側に変えてバランスよく座ってください。

ちなみに、英国王室の女性が公務のとき足を組むことはほぼ皆無です。王室専門家によると、公式には決まっていませんが「ダッチェススラント」と呼ばれる座り方がよいとされているそうです。これは両足の膝とくるぶしをつけ、膝下を斜めに傾ける（＝スラント）もので、「ダッチェス」は「公爵夫人」の意味です。足を組む場合は足首の部分でだけクロスするのがマナーだそうです。女性の方も外出時に座る時は、ダッチェススラント（公爵夫人座り）の姿勢をとるとロイヤルファミリーの気分を味わえるでしょう。

浅く座り、膝を曲げて
足を後方に引く

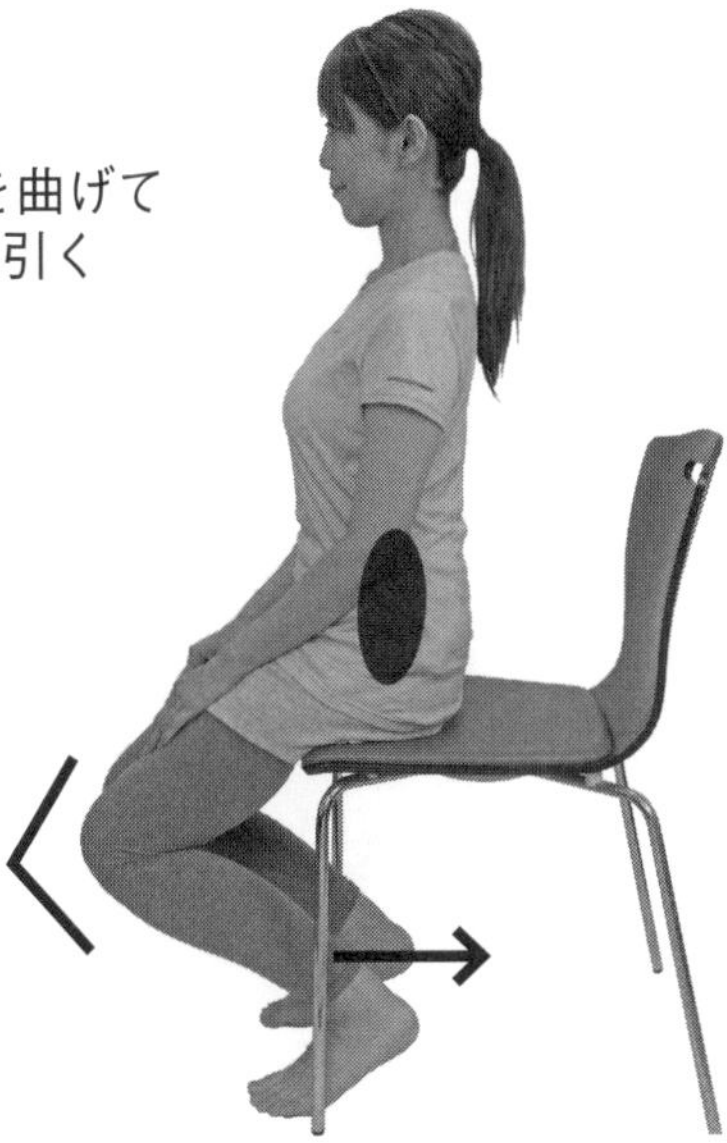

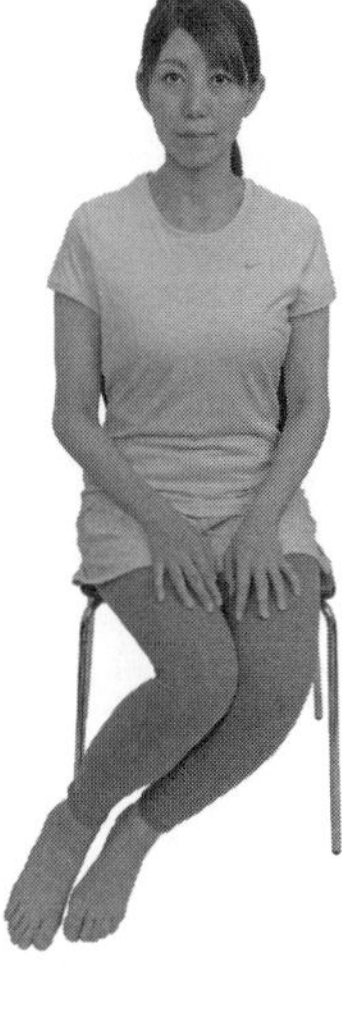

(左)ダッチェススラント
膝とくるぶしをできるだけ
つけるようにする

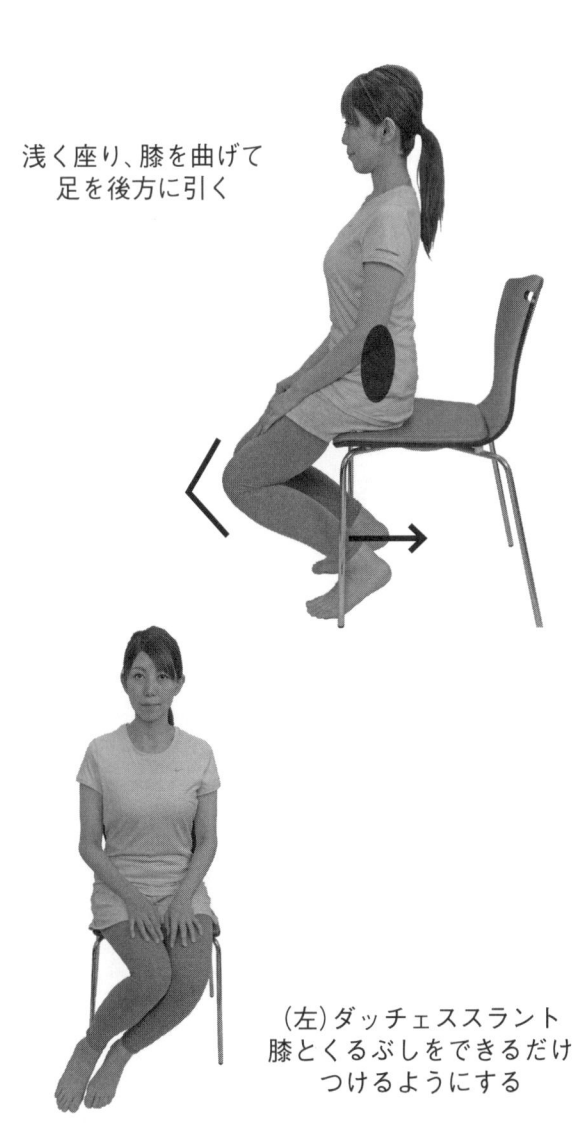

椅子に座るときに深く腰掛けてはいけないのは、立っているときと座っているときとでは、骨盤の角度が異なっているからです。立っているとき、骨盤は直立して仙骨が前傾しています。仙骨が前傾しているのでその上の腰椎は前弯しています。股関節から下肢も垂直です。背中も肩も首も正しい姿勢を保つことが容易です。

一方、座った姿勢では股関節が約90度屈曲しているため、骨盤が直立しづらくなります。この座った姿勢で腰や背中を伸ばそうとすると脊柱起立筋（特に背筋）を必要以上に緊張させないと良い姿勢が保てません。

1つ注意してもらいたいことがあります。それは、**座るときは腰と背中を伸ばして座るのが正しい姿勢というわけではない**、ということです。このように勘違いをしている人が多く、頑張って背筋を伸ばそうとして肩や首が凝ってしまいます。骨盤が直立しにくい座った姿勢で、背筋を伸ばそうとするのは無理があるのです。

人間は唯一、直立二足歩行をする霊長類です。疲れたら座りますが、基本的には、長時間椅子に座るようには身体ができていません。腰を伸ばして立っていることが楽な人間が、座っている時間が長くなったということが、腰痛が増えた原因の1つです。ですから、いかにして無理なく楽に正しい姿勢で座るかがキーポイントになるのです。

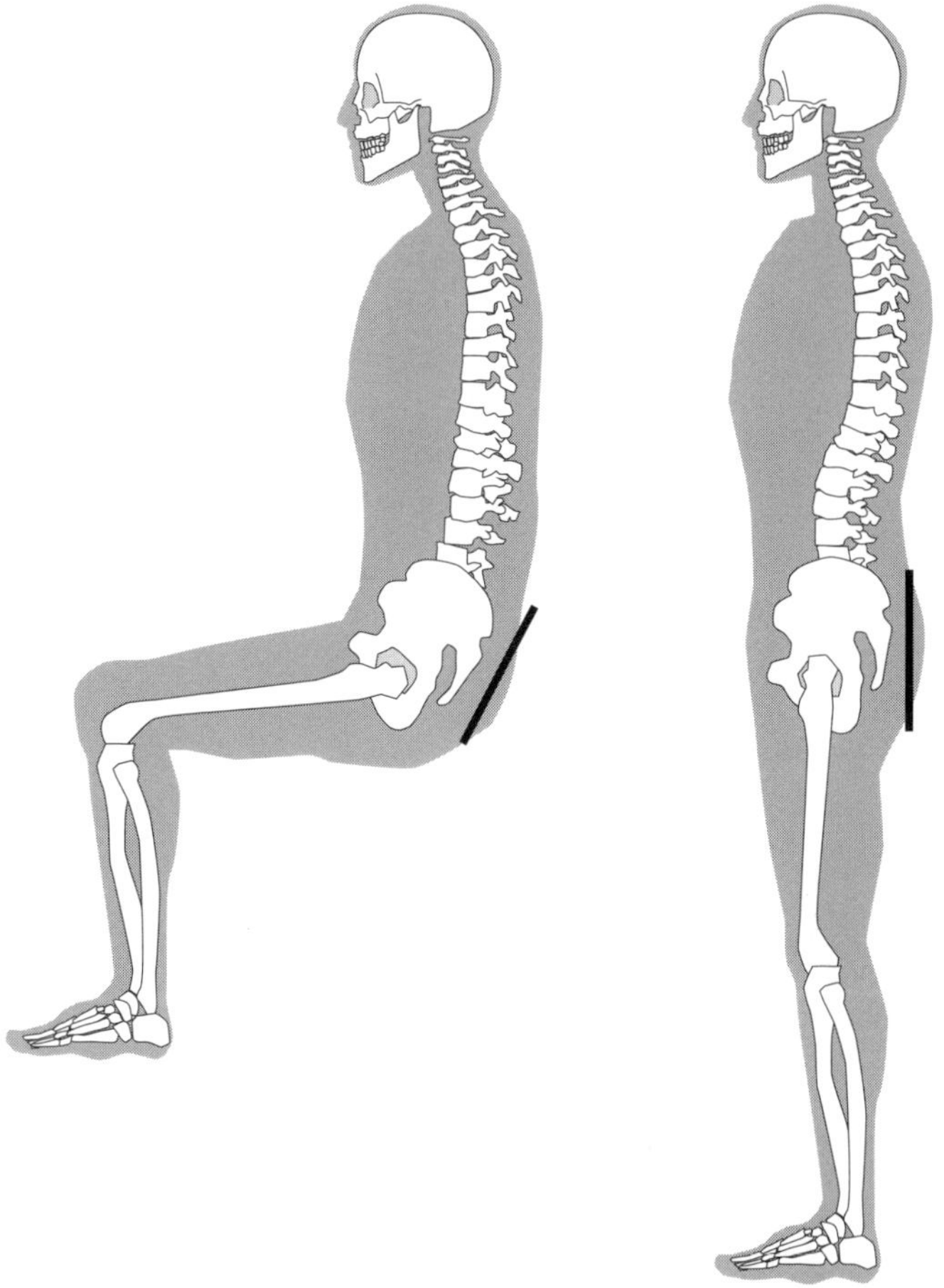

座ったときの骨盤（左）と立っているときの骨盤（右）

椅子に座って作業をするとき

×悪い姿勢

デスクワークの仕事をする人の多くが、腰痛や肩コリなど、なんらかの身体の不調を抱えています。

ほとんどの人は、椅子に座る場合は深めに座り、腰から背中、肩が丸くなった姿勢になります。この姿勢では、腰椎も前弯カーブがなくなり、背中は丸くなります。手を使う作業であれば、前肩になり背中が丸くなり猫背となります。顔も下を向いているので頚椎も後弯しています。

ちなみに、この姿勢における問題点は、立ち仕事の家事をするときの問題点と同様です。立って食器洗いなどをしているときは、顔が下を向き、前肩で背中が丸くなっています。

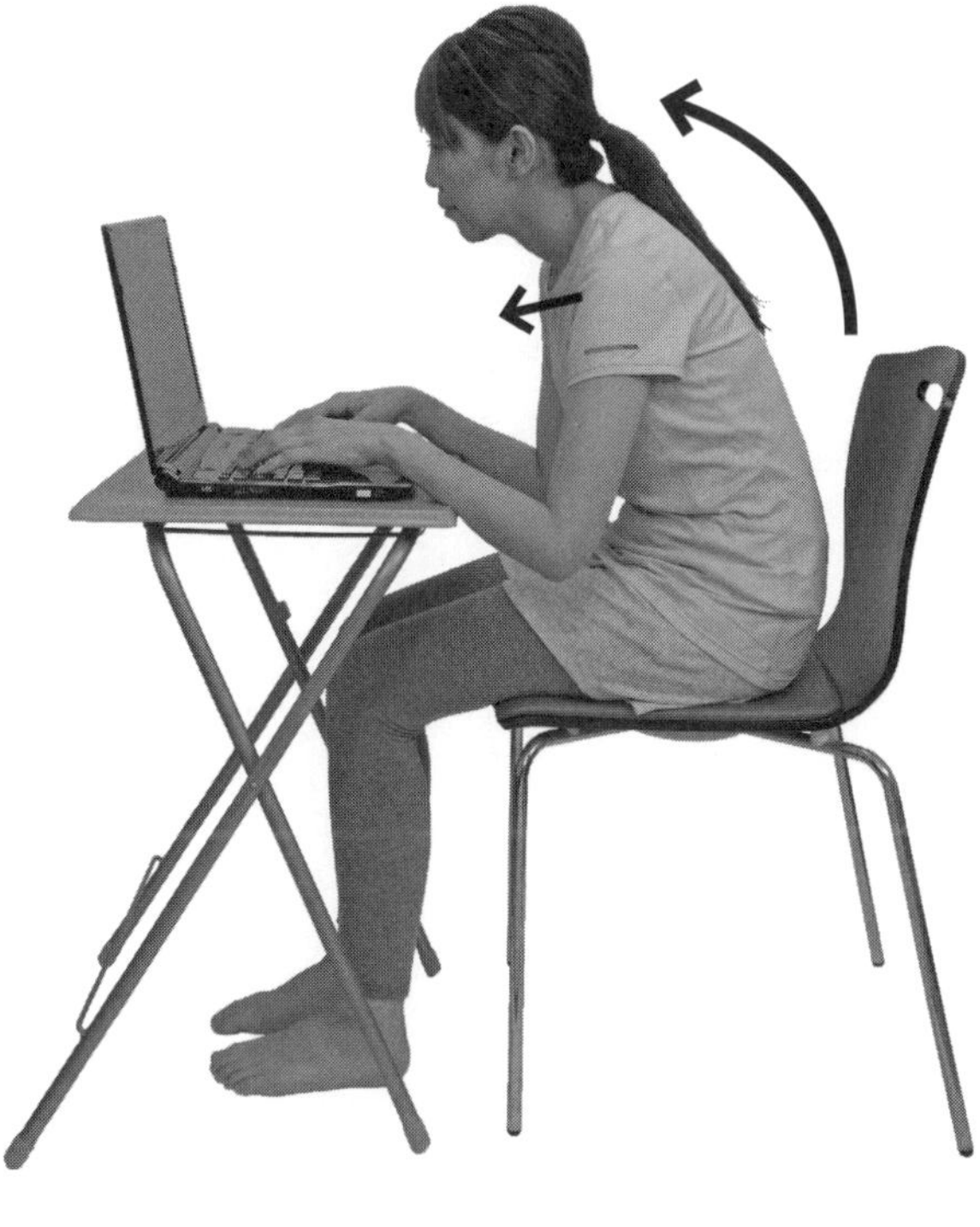

腰、背中、肩が丸くなり顔が下を向いている

○正しい姿勢

原理はＰ１３８ですでに述べた「究極の椅子に座る姿勢」と同じです。なるべく骨盤や腰椎を伸ばせるよう、浅く腰掛けて足を後ろに引きます。

また、家の中や会社での作業であれば、クッション、バスタオル、座布団などを使います。下の写真はクッションを使ったときの説明になります。

パソコンを操作したり書き物をするときは、下の写真のように椅子の座面の上にクッションを平らに置きます。浅く腰掛け、クッションの中心の1番高くなっているところに座ります。腰が椅子の座面より高くなるため、股関節の角度が広がり膝が下がります。するとと仙骨が前傾して腰椎が反りやすくなります。足を引くことができれば、さらに骨盤、腰椎が楽に伸びます。

デスクワークの正しい姿勢

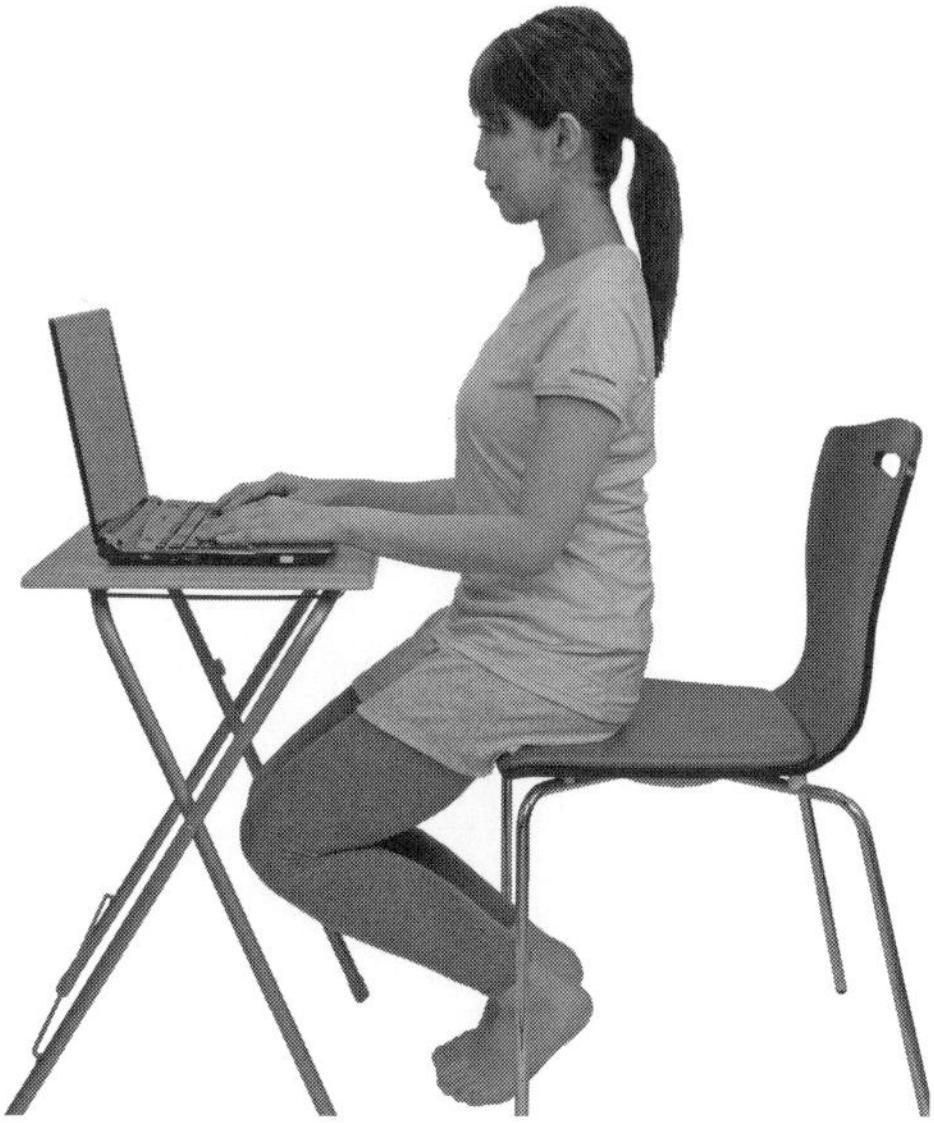

骨盤を直立させ、肩を引くように座る

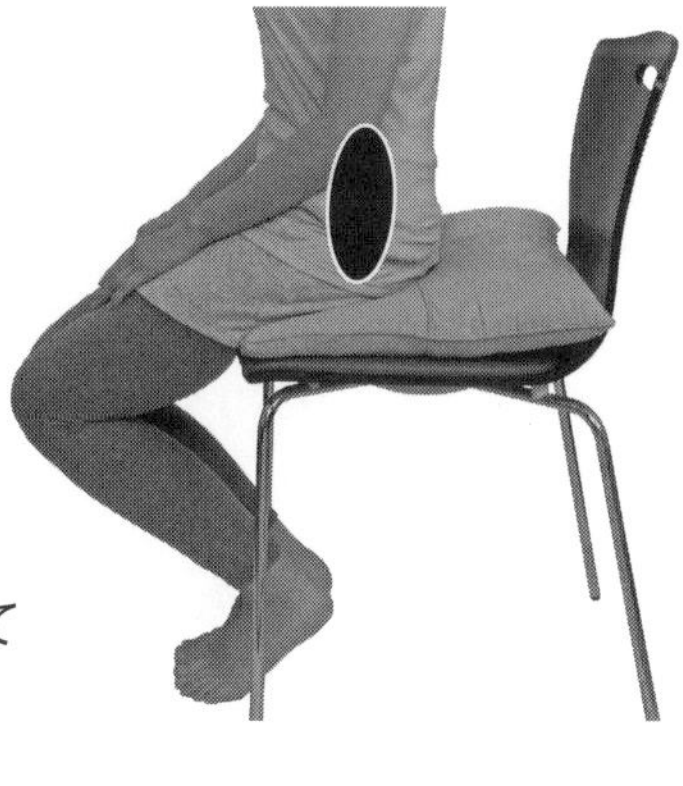

クッションを使って
骨盤を前傾させる

正しい姿勢のために気をつけたい部位

・肩の位置

普段何気なくしている姿勢は、自分なりに真っすぐにしているようで実は背中は丸くなっています。なぜ、このような姿勢になってしまうのでしょうか？

デスクワークや、立った姿勢での食器洗いといった家事をしている姿勢は手を使う作業をしていますから、**肩が前にいき、背中が丸くなってしまう**のです。その姿勢を繰り返していたり、長時間続けていたら身体はその姿勢で固まって癖づいてしまいます。

いざ背筋を戻そうとして自分なりに真っすぐにしたとしても、その姿勢は丸さが残った悪い姿勢なのです。意識しないと、いつの間にか悪い姿勢が自分なりの真っすぐになってしまいます。

家事やデスクワークの合間に一瞬でいいので、肩の位置に注意して、こまめに悪い姿勢をリセットして正しい姿勢をインストールするようにしましょう。そうすると、身体が悪い姿勢を認識せずにいられるので癖づくことはありません。

・大胸筋

これまでに述べてきたように、背中が丸くなって猫背で前肩になった姿勢は、胸から肩についている大胸筋という筋肉が縮んでいます。

大胸筋が伸びなくなると、**肩を広げたり、胸を張って背中を伸ばすときに肩が前に引っ張られてしまうため、背筋を伸ばそうとすると疲れてしまい長続きしない**のです。

この縮んで固まった大胸筋は、姿勢を改善するためには大きな障害になります。そのため、この筋肉を緩めることが姿勢を良くするための重要なキーポイントになります。

世に広まっている多くの姿勢改善のエクササイズは肩甲骨周りを動かす事までは重点をおいていますが、この大胸筋の緊張を緩めるエクササイズに触れているものはほとんどありません。これがクリアされていないために、本当の意味で姿勢が改善できず長続きしないで諦めてしまうのです。

手を使う作業は肩が前に入ってその姿勢で癖づくと、普通にしていても前肩になっているために、大胸筋が収縮してしまいます。

テレビを観たりくつろいでいるとき

× 悪い姿勢

ソファなど座面や背もたれが柔らかい椅子だと、腰も背中も沈むため姿勢が悪くなります。椅子でもソファでも、座ったときはゆったりしてリラックスできる感じがしますが、ここに大きな落とし穴があります。この姿勢で長時間くつろいでいると、身体がこの状態で硬くなり癖づいてしまいます。首痛や肩コリはもちろん、腰痛の原因になります。

これを防ぐためには小まめに正しい姿勢に戻すか、キリのいい時に正しい姿勢に一瞬でもいいから戻すことが必要です。身体に悪い癖がつかないよう、リセットして正しい姿勢をインストールしながら作業することをお勧めします。

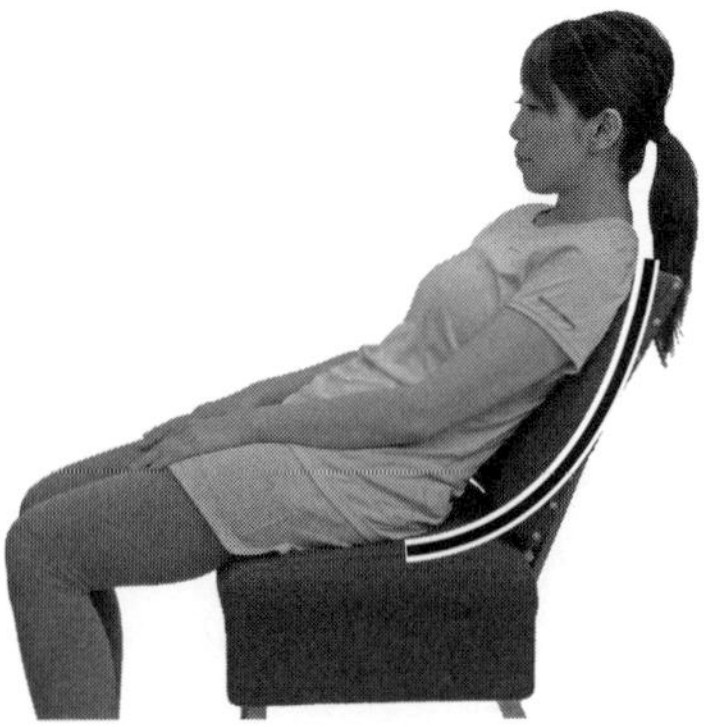

○正しい姿勢

写真のようにクッションを背もたれに立てて使います。椅子に深く腰かけてクッションに寄りかかることで、**クッションの丸みが腰椎の前弯カーブを保持します**。深く腰かけて寄りかかることで股関節の角度が広がり背筋が伸び、楽して正しい姿勢をキープすることができます。

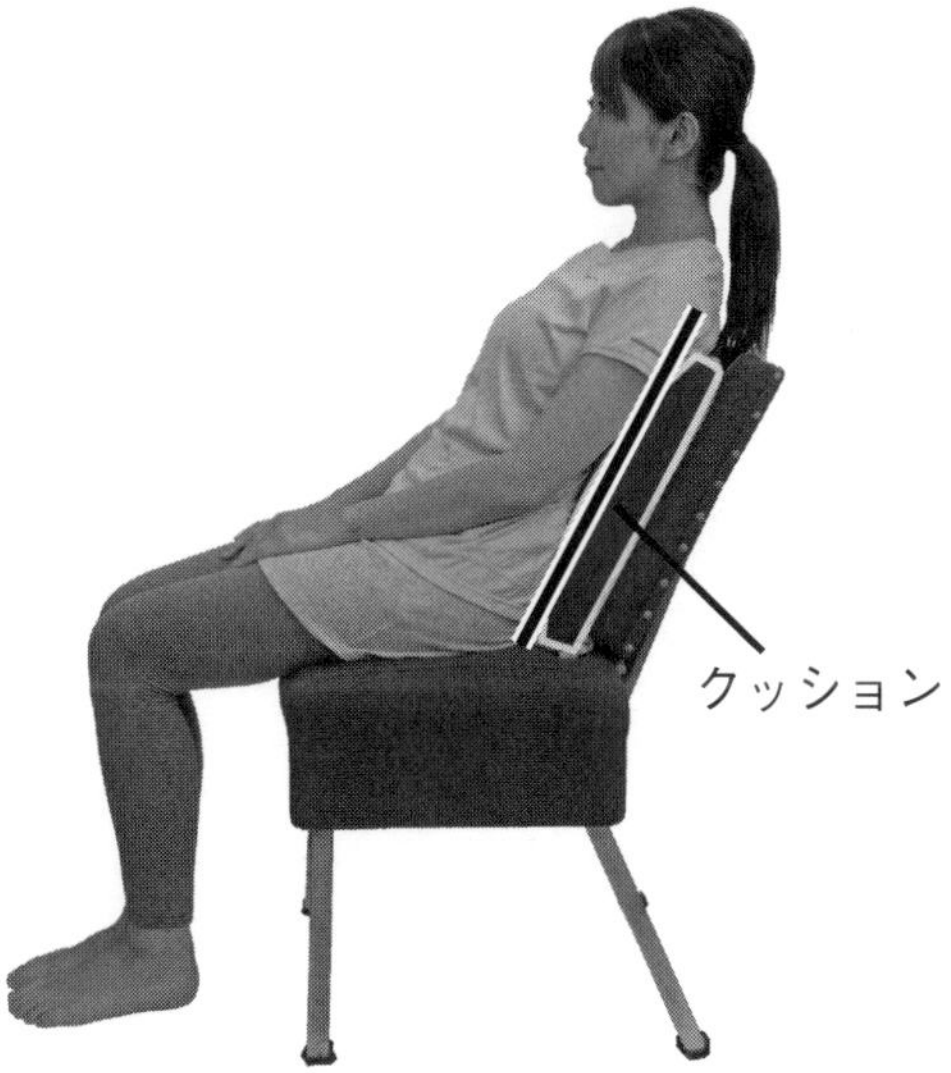

スマートフォンや小型ゲーム機を操作するとき

×悪い姿勢

近頃、首痛や肩コリなどで病院を受診すると、レントゲン検査で、「ストレートネック」「スマホ症候群」と診断される人が多くなりました。スマホを長時間使用することによって、肩コリや手のしびれ、頭痛などの症状を引き起こすことです。

スマホを操作する姿勢のほとんどは**顔が下を向いています**。この姿勢では、首を支える脊柱起立筋や首の筋肉が緊張し硬くなり、頚椎が前弯カーブから後弯カーブになってしまうので、**この姿勢を長時間、長期にわたって続けることでストレートネックにもなり、頭痛や肩コリになります**。また、頚椎が後弯することで肩は前肩に、背中は丸くなってしまいます。親指の使いすぎで腱鞘炎になってしまう人もいます。

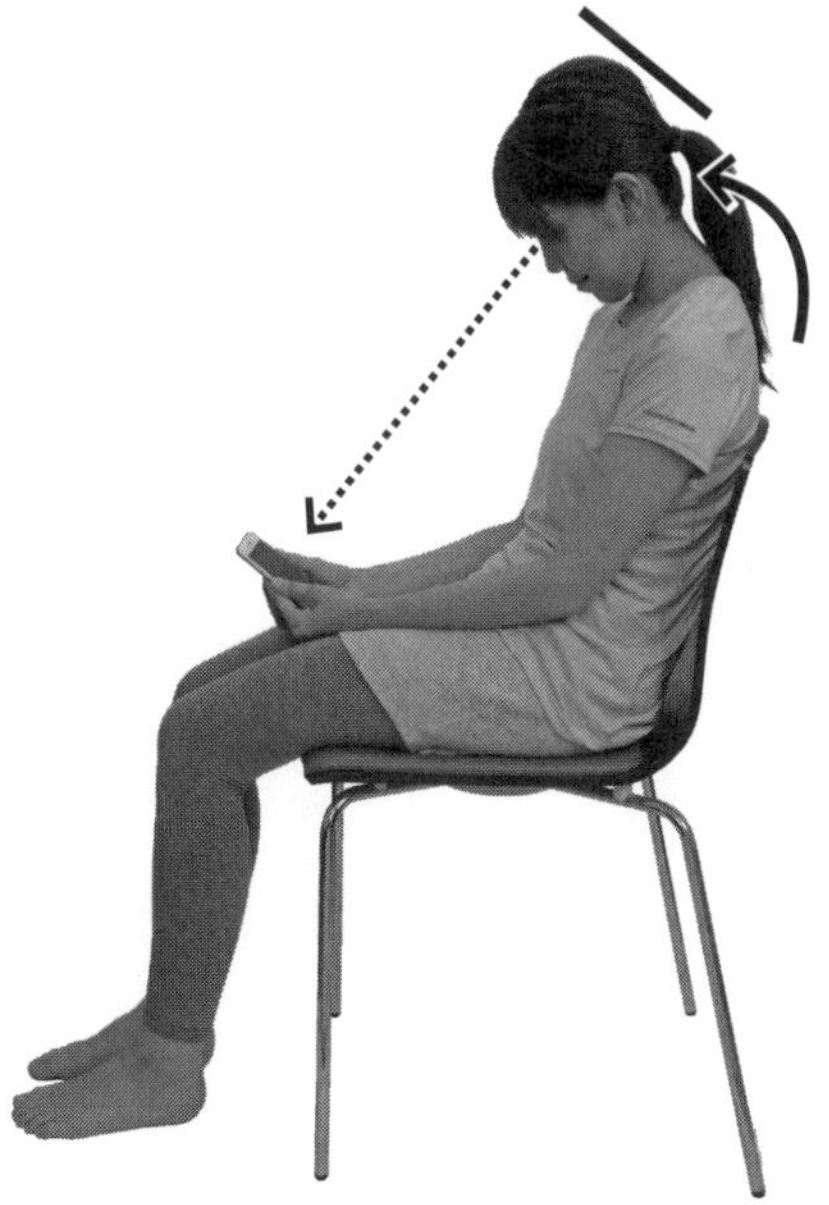

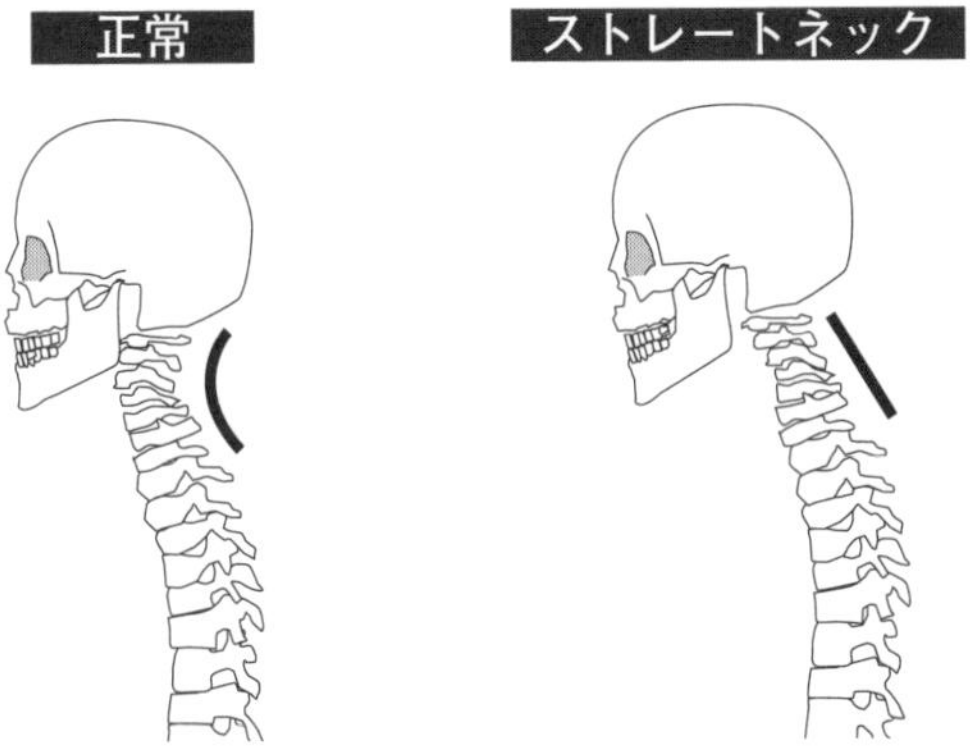

ストレートネックだと頸椎が直線になる

○正しい姿勢

スマホを操作するときの理想的な姿勢は、**とにかく顔が下を向かないこと**です。それには、顔が下を向かない工夫が重要です。

顔が正面を向いた姿勢でスマホを見ようとすれば、どうしても腕を持ちあげないと正しい位置にはきません。首の前弯カーブは維持できますが、さすがにこれでは腕が疲れてしまいます。

通常、スマホなどはポケットや鞄から出してすぐ片手で操作するので、肘は身体の脇にありますよね。そこで多少妥協をして、上の写真のようにスマホを持つ手の肘を手前に曲げて身体の前で固定することで、あまり下を向かずにすみます。この姿勢で腕が疲れるようなら、ある程度の時間が経過しているので一休みしてください。

両手が空いている時は、スマホを持っていない側の肘を90度に曲げ、お腹側につけます。次に、そちら側の拳を軽く握ります。この状態でスマホを持っている側の肘を、握った手の甲か手首に置きます。こうする事で、スマホの位置が高くなり顔の近くにきます。この姿勢で操作すれば、首がうな垂れたように下を向かずにすみますし、背中が丸くなりません。

小型ゲーム機で遊ぶときは、スマホを扱うときとほぼ同じ姿勢をとります。ゲーム機の場合は両手を使うので、ゲーム機を持った両腕の肘を曲げ身体の前部に固定します。また、テーブルや机でやる場合は、テーブルに肘をついてやりましょう。首や手を下げてやらないよう注意しましょう。

片手で操作する場合

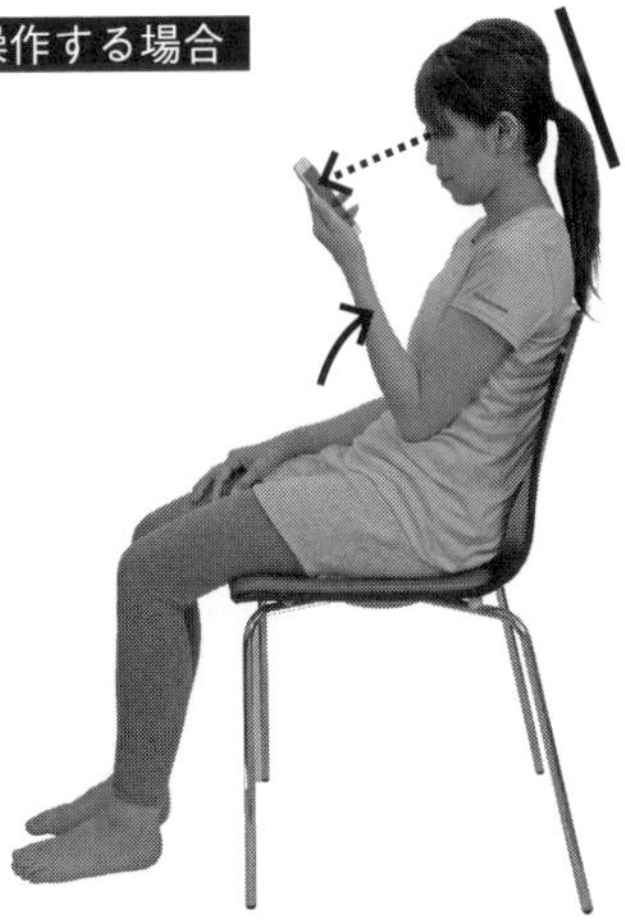

脇をしめ肘を顔に近づけるように曲げ、
身体の前で固定する

両手が空いている場合

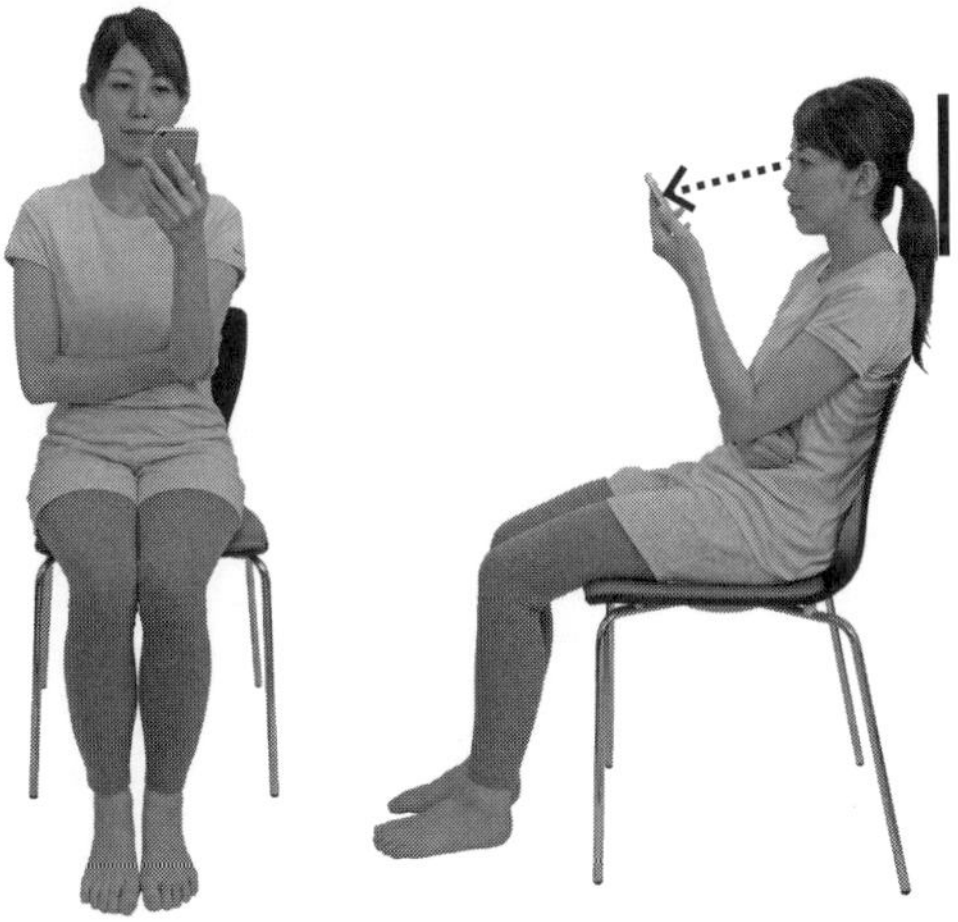

片方の手の甲に肘を置き、目線をあげる

最近、電車の中でスマホや小型ゲーム機でゲームをしている人が多くなりました。通勤通学中のゲームは、それほど長い移動距離ではないならよいですが、毎日の往復となると、やはり気をつけた方が良いでしょう。

さらに問題なのは**成長期の子ども達**です。

骨格や関節の形成、筋肉の発達は成人までに行われます。それなのに、頚椎の前弯カーブがちゃんとでき上がっていない成長期に、頚椎が後弯カーブになる姿勢を続けていたらどうなるでしょう。子どもは柔軟性があるので疲れにくいとしても、この時期にこの姿勢を続けていれば、必ずいつかは症状が出ます。

背中の上部から循環器や呼吸器の神経、肩甲骨の間からは消化器系の神経が出ていることはすでにお話ししたとおりです。背中が丸くなり硬くなってしまうと、風邪をひきやすくなったり胃腸の調子が悪くなります。これは大人も同じです。

患者さんでお子さんをお持ちの方に、「うちの子どもは風邪をひきやすくて、治ったと思うとまた風邪をひき、2週間とあけずに病院通いで大変なのですが、風邪をひきやすい体質なのでしょうか」と相談されることがあります。

それも背中の上部の背骨の歪みが原因で起きるのです。お子さんがゲームをしていて姿勢が悪くなっているのであれば、背中の上部が硬くなることで循環器や呼吸器の働きが悪くなり、風邪などをひきやすくなったり喘息になります。

もちろん、ゲームをやらない子でも、この部分がなんらかの原因で歪めば同じ症状になります。施術してここの歪みが改善すれば神経の働きも回復するので、風邪や呼吸器疾患も良くなります。

その患者さんにお子さんを連れてきてもらい検査すると、やはり背中に歪みと硬さがありました。施術して歪みと硬さがなくなると病院通いもなくなります。

体質や遺伝ではなく、悪い姿勢や転倒などの外傷で背中に硬さや歪みができると、このような症状や病気の原因になるのです。

あとの項、「あぐらをかいて座るとき」（P162）で詳しく説明しますが、**正しい姿勢のときは脳波にも良い影響があります**。リラックスしたり、集中力、学習能力、想像力、記憶力を高めやすくなります。

逆に悪い姿勢だと首や肩が凝り、頭への血液の流れが悪くなり、イライラしたり怒りっぽくなったり、集中力に欠けます。これがひどくなると、集中できない子、イライラする子、キレやすい子になってしまうのです。

頭と首の付け根の部分は頭蓋骨と頚椎1番が関節していて、脳から出た身体のすべての神経がここを通るので最も重要な場所です。

この付近から自律神経の副交感神経が出ています。睡眠、体温調節や内臓の神経など生きていく上で重要な働きを司る神経です。

ストレスにも関係しているので、**ここが歪むとストレスを受けやすくなったり、体調が悪くなります**。動悸、過呼吸、胃の不調や潰瘍《かいよう》、過敏性大腸炎、不眠、微熱がつづく、冷えのぼせなどの症状も副交感神経がかかわっています。

「健全なる精神は健全なる肉体に宿る」、という格言があります。これを逆さまにすれば、「健全ではない精神は健全ではない肉体に宿る」にな

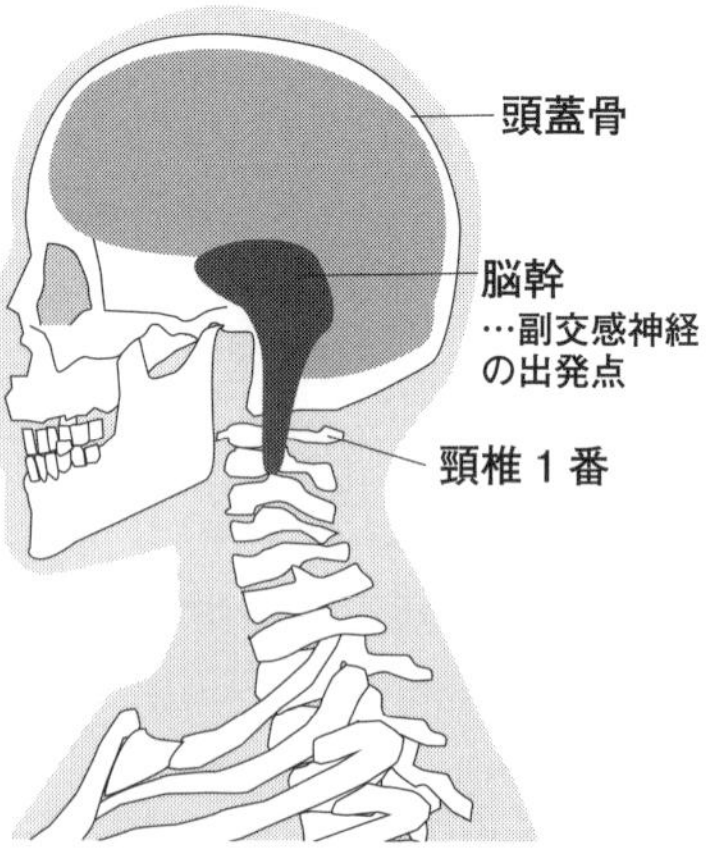

頭蓋骨と頚椎 1 番の関連性

ります。姿勢が悪いと精神状態にも影響するのです。

姿勢が悪くなっている子にいくら姿勢を良くしろと言っても、身体が硬くなっているので、その瞬間は背筋を伸ばすことができたとしても長続きしません。

子どもも、親に言われたから姿勢を直そうと思って背筋を伸ばします。ですが、身体が硬くなっているので、気がつくとまた楽な悪い姿勢に戻っているのです。頑張ってはみたものの、どうしても姿勢を良くすることができない。なのに「姿勢が悪い」と叱られる。これではついには反抗してしまうでしょう。それを、親の言うことが聞けないとか、すぐにキレるとか、子どものせいにしていませんか。

子どもが成人するまでは親の責任です。まず、本書の日常の動作における正しい姿勢を知って、無理のない正しい姿勢を子どもに教えてあげてください。

それに加えて、悪い姿勢をリセットするエクササイズをすることで、悪かった姿勢の癖をなくし、正しい姿勢をインストールして習慣づけるように頑張りましょう。

床に直に座るとき

×悪い姿勢

写真のような片側の横座りは身体が歪む原因になります。立て膝も同様で、正座の負担を解消するために少し足を崩すのは良いのですが、片側だけの横座りや立て膝は良くないので**反対側にもバランスよく交互に傾ける・膝を立てるように心がけましょう**。

私のところに来院する頭痛や肩コリ、背中痛や腰痛の患者さんには、片側だけしか横座りができない人がかなりいます。

これらの患者さん達に共通しているのは、骨盤、股関節、背骨が歪んでいるため、その3箇所に加えてさらに筋肉も、反対側に横座りができないくらい固まっているということです。そのため、片側の横座りしかできなくなり、反対側に横座りするのが窮屈か手をついていないと横座りができなくなってしまうのです。

ここまで硬くなるまえに姿勢に気をつけられたら、頭痛や肩コリ、背中痛や腰痛にならずに済んだでしょう。

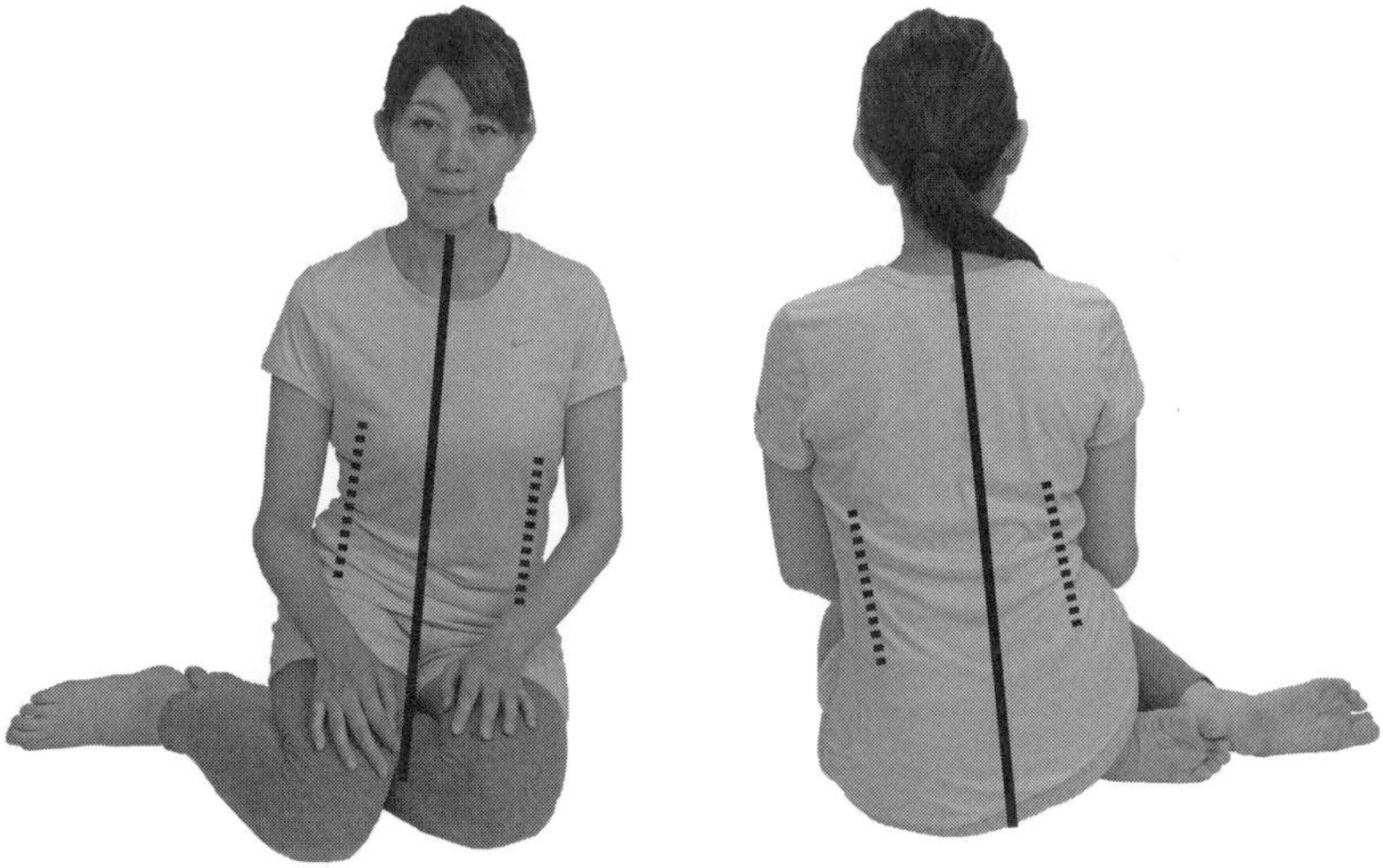

身体の重心が片方にずれ、
ウエストが斜めになっている

○正しい姿勢

床に座る姿勢には正座、あぐら、足を投げ出して座る、横座りなどがありますが、この中でも**正座が一番崩れが少ない姿勢**です。

正座する時は足の親指を重ねて座ると足がしびれにくいといわれています。

ただし、フローリングなど床材が固い場合は正座は不向きです。せめて座布団などを敷いてください。長く正座ができない人は疲れたりしびれる前に足を崩したり、足を投げ出したりして構いません。

こたつに入る時や正座のあとの脚を伸ばすときは、骨盤は後傾、腰椎は後弯カーブになり、背中、肩も丸くなります。この姿勢ではこうなるのは仕方がないので、正座の負担を解消したら正座に戻しましょう。

コタツに入っているときなど、どうしてもこの姿勢をするときは、壁や柱に寄りかかったり、座椅子を使いましょう。

正座だと足のしびれや膝の痛みが出てしまったり、男性は正座で長く座れなかったりと、正座ができない人も少なくありません。そうした方も、長時間は無理だとしても、しびれや膝の痛みがない限りは短時間だけでも日常生活に取り入れてください。

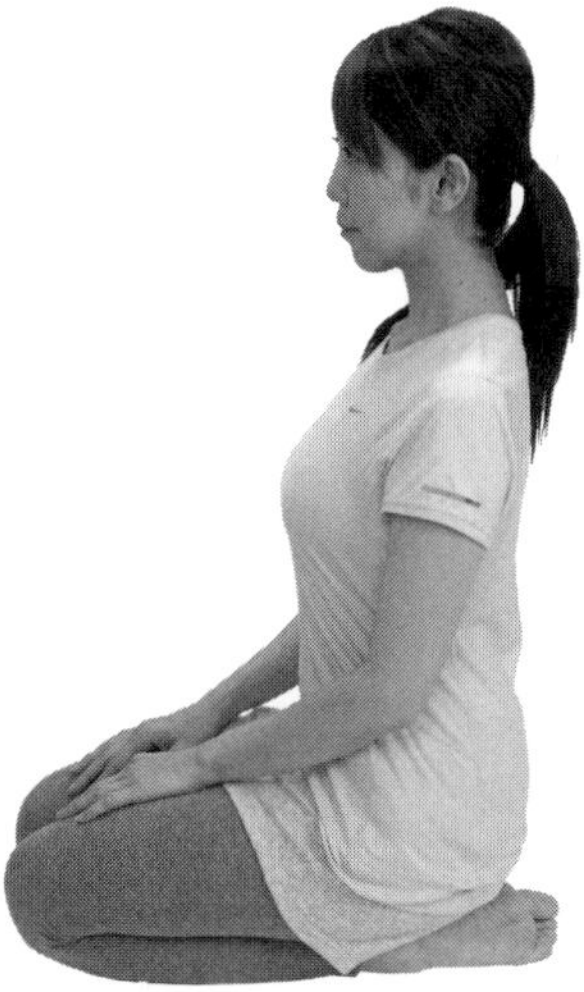

↑
交互に姿勢を変える
↓

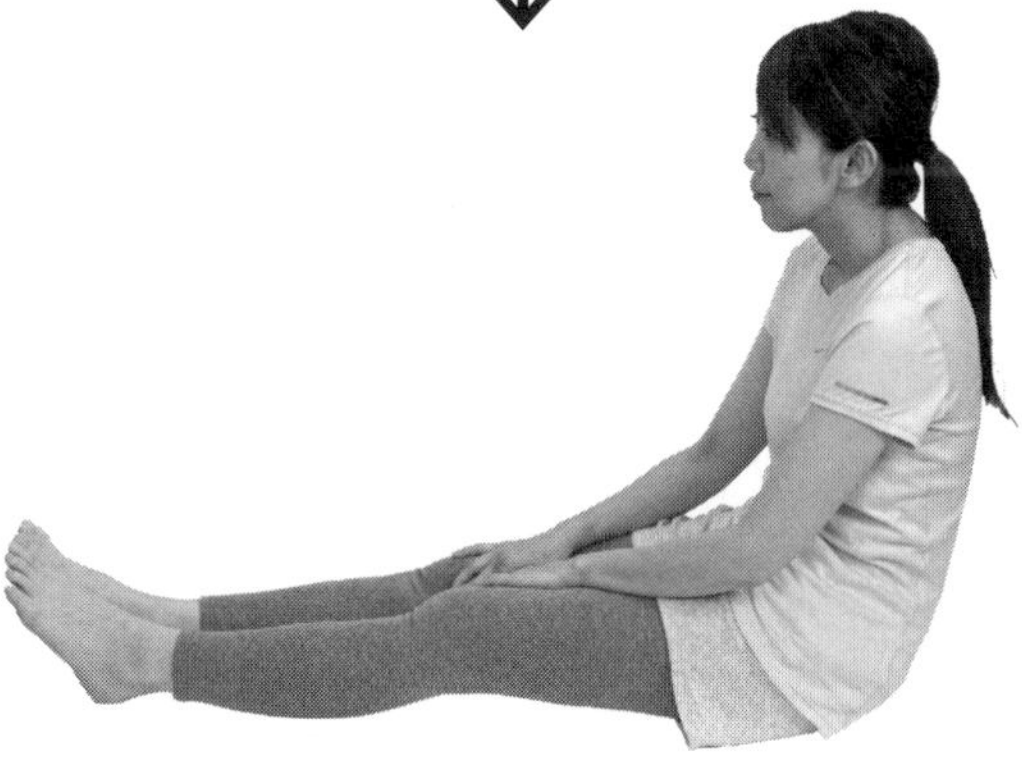

足を伸ばすときは、なるべく背中が丸くならないように
座椅子などを使用する

あぐらをかいて座るとき

×悪い姿勢

あぐらを組むと、写真のように膝があがり、股関節が90度以下の深い角度になるため、骨盤が後傾し腰椎は後彎するために背中が丸くなり、猫背、前肩になってしまいかなり悪い姿勢になります。男性が床に座る時は、ほとんどこの姿勢が多いです。

あぐらの姿勢で背中や腰を伸ばそうとしても、**骨盤が後傾して直立できないため姿勢を良くする事ができません**。

この場合、壁や柱に寄りかかったり座椅子を使うことで、多少姿勢が良くなりますが、これでは正しい姿勢とはいえません。

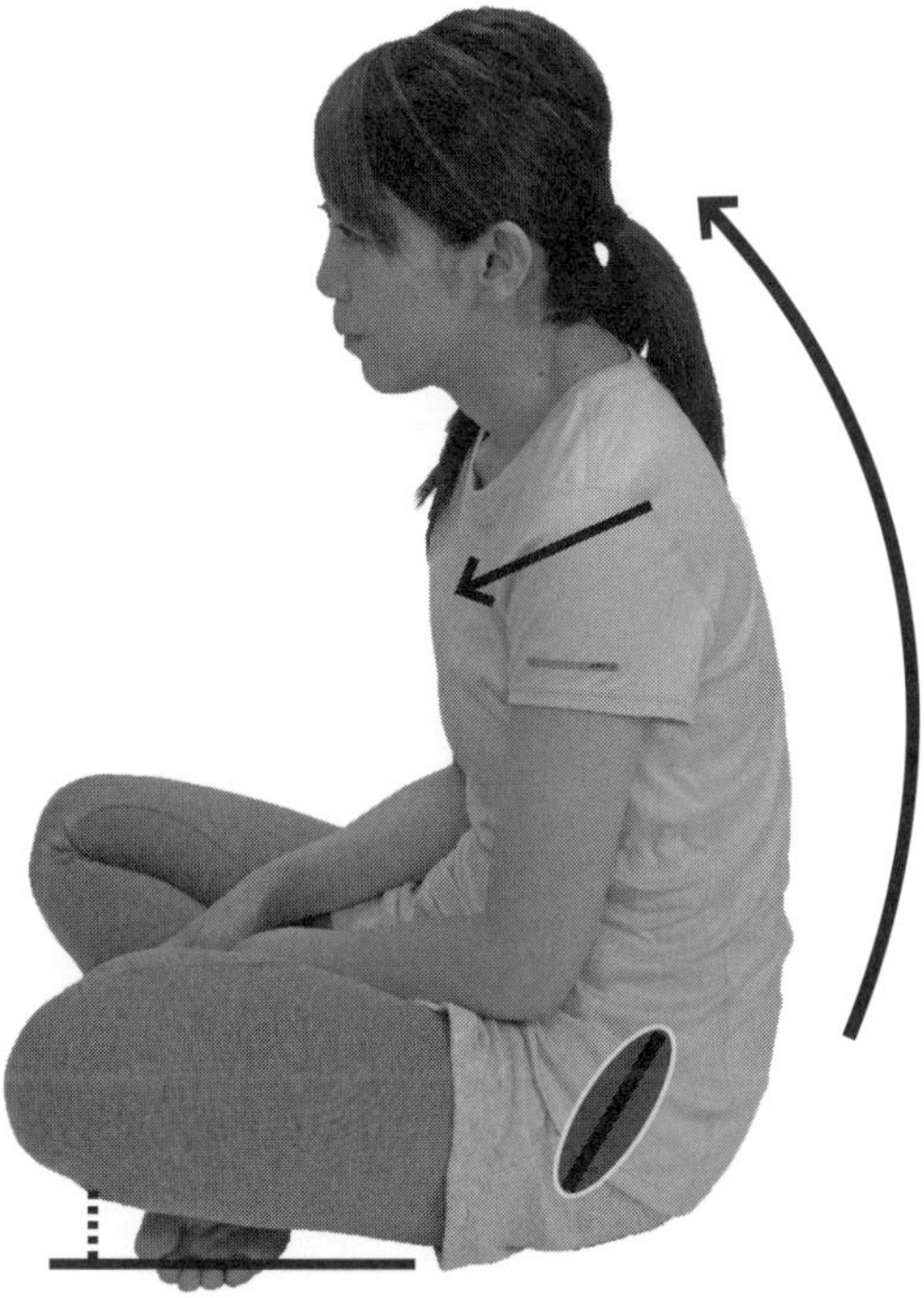

背中が丸く、肩が前に寄っている
骨盤も後傾し腰椎が後ろに曲がる

○正しい姿勢

あぐらといえば、座禅や瞑想を連想しませんか。座禅の時には、床や畳にそのまま座るのではなく、お尻の下に敷く座禅用布団という特殊な座布団を用いて、お尻の高さを少しあげてあぐらを組みます。

この座布団を使うと骨盤が直立するため腰椎の前弯カーブをキープできて、背筋が伸び胸も張るため、肩も引いた姿勢で座禅や瞑想が容易に実践できます。

これをあぐらの時に応用すれば、一番姿勢が悪い座り方であるあぐらも、一番正しい姿勢で座ることができます。

座布団を二つに折り畳んだものや高めのクッションをお尻の下に入れて座ることで、膝がさがって股関節の角度が広くなり、骨盤が直立しやすく、腰椎も前弯カーブになりやすくなります。さらに、壁や柱に寄りかかるともっと正しい姿勢に近づきます。

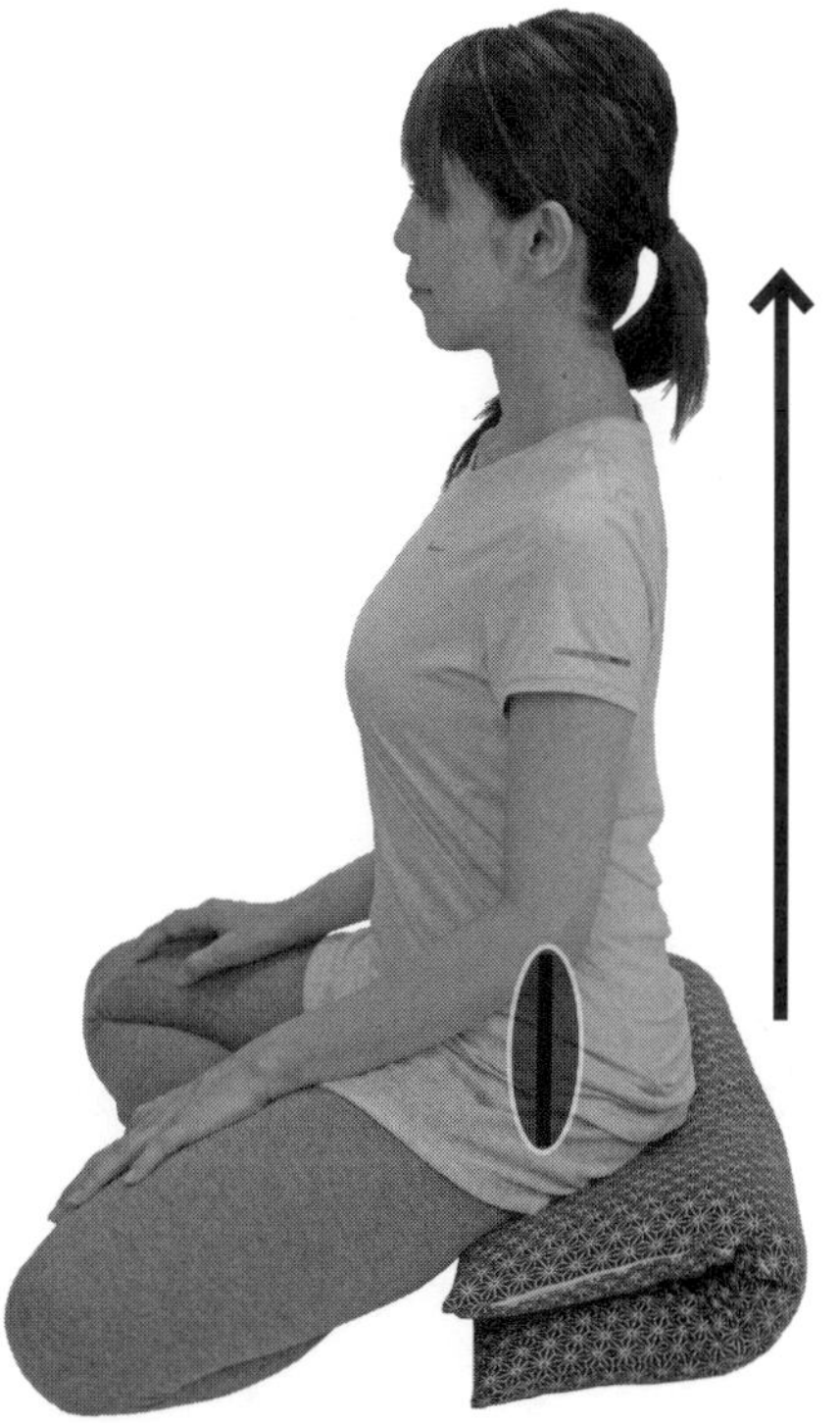

二つ折りの座布団をお尻の下に敷き、
あぐらを組む

瞑想に親しんでいる著名人は、故スティーブ・ジョブズやイチロー選手、長谷部誠選手、故マイケル・ジャクソン、マドンナ、レディー・ガガ、リチャード・ギア、クリント・イーストウッドなど非常に多くの方がいます。

瞑想にはストレス解消に格別の効果があり、脳の再構築を促し、心身のバランスを取り戻させる効果や、集中力が鍛えられたり、定期的に行えば若返りホルモンが上昇するなど数え切れないほどの効果が実証済みです。なお、座禅と瞑想のルーツは同じです。

昔、テレビの検証番組で座禅を取り上げたものがありました。人間がリラックスしているときに出るアルファ波を測定したもので、修行僧が座禅を始めるとすぐにアルファ波が出ますが、一般の人が座禅をしてもなかなかアルファ波が出ませんでした。

この違いは、**座禅をする姿勢**だったのです。

修行僧は座禅布団を敷いていて正しい姿勢にしていたので脳がリラックスしやすい状態でアルファ波がでやすかったのです。一般の被験者は通常のあぐらの姿勢で座禅をしたので、姿勢が悪くてアルファ波がでにくかったのです。修行僧も座禅布団をしないで座禅をすると、アルファ波が出たり出なかったりで不安定でした。

脳波の種類には次の4つがあります。

①ベータ波…緊張、不安状態、思考中、仕事や家事の活動中に出ています。

②アルファ波…リラックスして心身ともに落ち着いている時に出ます。アルファ波が出ている時は集中力や学習能力が高まります。

③シータ波…座禅や瞑想時の深い状態の時、眠る時や起きる寸前のうつらうつらとまどろんでいる状態の時にでます。創造性や記憶力が高まります。

④デルタ波…ぐっすりと深い眠りについているとき、ほぼ無意識な状態で出ます。

つまり、**座禅や瞑想の姿勢はアルファ波やシータ波が出る正しい姿勢**ということです。

私は毎日朝晩、20分の瞑想を20年以上続けています。瞑想後は頭がスッキリして疲れが取れます。何かで読んだのですが、脳にとって20分の瞑想は8時間の睡眠に匹敵するともいわれているそうです。新たなアイデアや施術法を閃くことが多くなったのも、瞑想時の正しい姿勢のお陰ではないかと感謝しています。

仕事や学習のときに、正しい姿勢をキープすることで脳波にも影響を与え、ストレス解消、集中力、学習能力、想像力、記憶力も高めることが可能になります。

荷物を運んでいるとき

×悪い姿勢

ショルダーバッグなど鞄を片方の肩にかけるときは、写真のように片方の肩が上がり重心が反対側にかかるため、身体を歪める原因になります。ある程度の時間、この姿勢が続く時は交互にかけてバランスよく身体を使いましょう。

リュックを背負う時は前かがみにならないよう注意しましょう。**リュックの肩紐が長めでリュックが背中の下にくると、肩紐が伸びて身体を後方に引っ張ることになる**ので、身体は引っ張られないよう前屈みの悪い姿勢になり、首を突き出し背中や腰が丸くなり猫背、前肩になります。

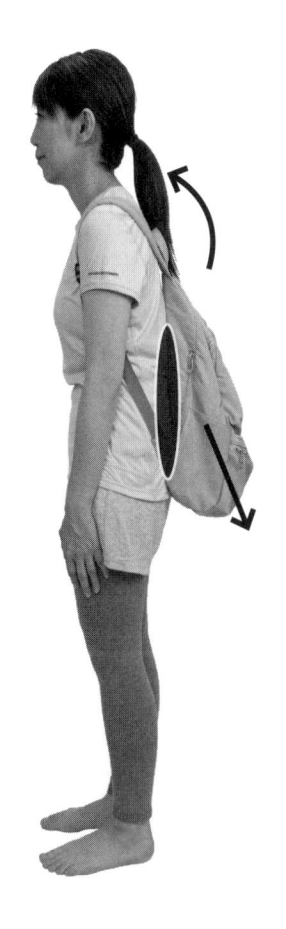

リュックが背中の下部に
接し、重さに負けないよう
背中が丸くなる

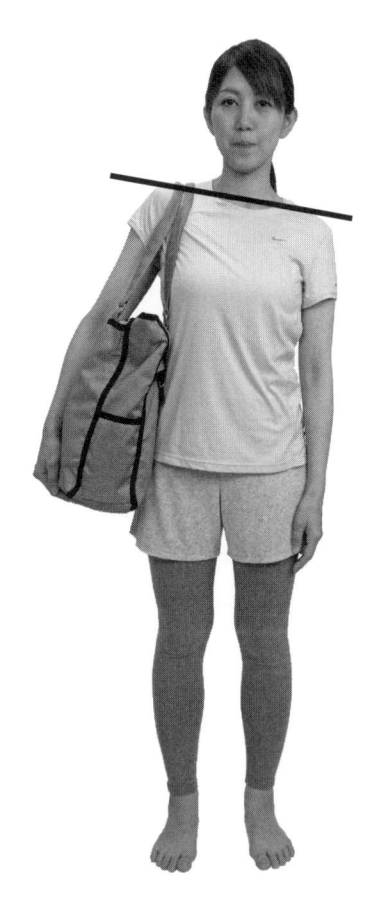

片方の肩が上がり、
身体が歪む

○正しい姿勢

荷物を運ぶ時は、「究極の立ち姿勢」に基づいた「歩いているとき」の姿勢を参考にしてください。歩く時の「究極の姿勢」は立っている時と同じで、「みぞおちを上に引き上げ、肩を後ろに引き、視線を少しあげ、かかと重心にする」でしたね。

この姿勢で荷物を持ちます。背筋が伸びていないと腕、肩、背中、膝、腰に負担がかかります。

両手に荷物が分けられるときは、両手で持ちましょう。荷物が1つの時である程度の距離を歩くときは、時々持ち替えて、左右バランスよく持ってください。

リュックはある程度重くても両肩で支えるため、バランスを保ったまま荷物を運ぶことができます。

リュックに荷物を入れて運ぶ時は、重みで後ろに引かれるために前屈みになってしまいがちです。リュックの肩紐を短めにして背中の上部に密着させる事で、「究極の立ち姿勢」が保てるようにしましょう。

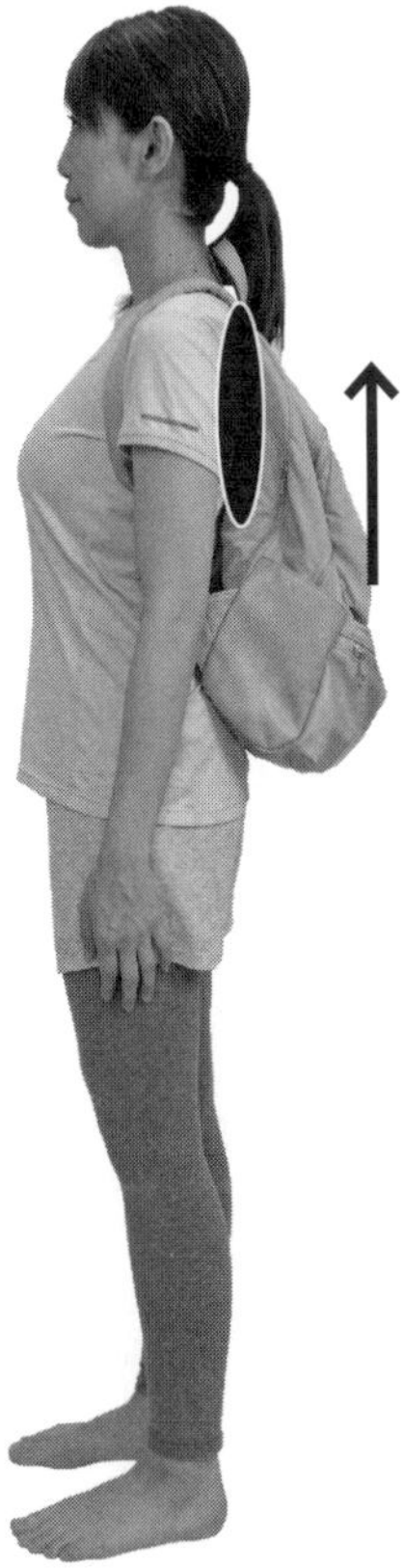

リュックと背中の上部が接するように調節する

運転をしているとき

×悪い姿勢

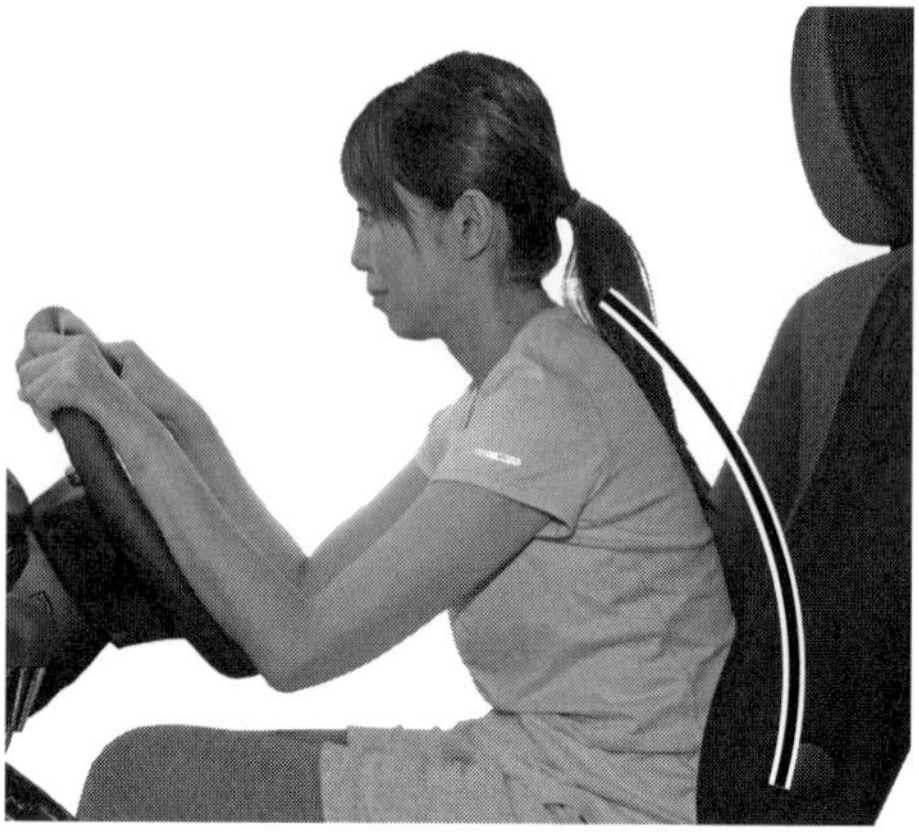

ヘッドレストから頭が離れ、
前のめりになっている

運転時はハンドルを握るので、姿勢が前のめりになりがちです。女性や背の低い方は車のシートの形状が腰や背中に合っていないので、背中や腰が図のように丸くなります。

○正しい姿勢

シートの高さや前後の位置、背もたれの角度を調節して、**ヘッドレストに頭をつける**ようにしましょう。

運転中は足を後ろに引くことができません。また、車のシートは椅子のように下に空間がないので、助手席でも同様です。そのため、股関節の角度を広げ、骨盤の前傾と腰椎の前弯カーブをキープするためには、シートの背もたれの角度を調節したり腰の部分にバスタオルを丸めて入れたりすると良いでしょう。

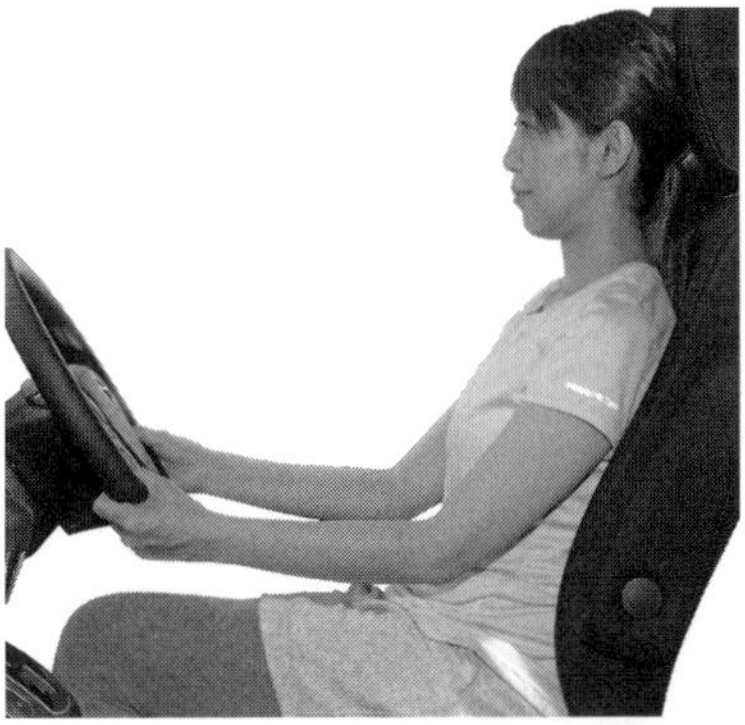

ヘッドレストに頭をつける

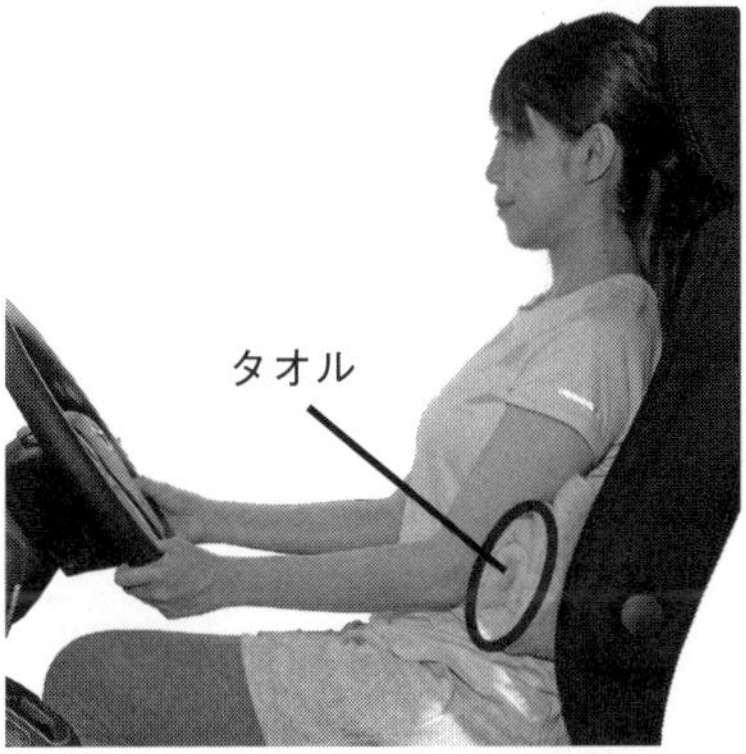

タオルやクッションを使って
背もたれの角度を調節する

寝ているとき

寝てしまったら意識はなくなるので、特に正しい姿勢、悪い姿勢を気にする必要はありません。

通常は就寝中に脳が適度に寝返りを打たせてくれるため、床ずれのように皮膚の血行不全が起こり、進行すると周辺組織が壊死する（組織が死んでいく）というようなことはあり得ません。もし睡眠中に寝返りを打たないと、寝たきり状態のように床ずれができてしまいます。

人それぞれ、色々な事情で寝るときの癖があると思います。ですが、就寝中の姿勢は脳に任せてしまいましょう。姿勢にとらわれて、落ち着かない仰向けや横向きで寝るよりは、眠りやすい姿勢で寝るほうが身体にとって良いからです。

ただ、**どこかが痛くて同じ姿勢でしか眠れないという人は、身体が歪んで硬くなって症状が出ているので歪みを直した方が良いでしょう。**

首痛や肩コリの患者さんに、「どんな枕を使うと良いのですか」という質問をされることがあります。

質問する患者さんの多くは、首痛や肩コリのために寝つきが悪かったり、夜中に辛くて目が覚めてしまうために、いくつかの枕を購入していてその日の具合で使い分けていたりします。また、枕を使うことすら辛くてバスタオルをたたんで枕代わりにしたり、まったく枕を使えない人もいます。

このような質問をされる人には、私は次のように答えます。

「首痛や肩コリがないときは、枕をして眠れていましたよね。枕が悪くて眠りにくくなったのではなく、首や肩が硬くなっているから枕が使えなくなったり、枕を使うと痛いとか窮屈で居心地が悪くて寝つけないとか、目が覚めてしまうなどの症状が出るのです。枕をいくら替えても症状は良くなりません。まずは首の関節や首、肩、背中の筋肉を施術して硬さをなくし、歪みをリセットすることが重要です。症状が改善されたとき、今まで使っていた枕で合うものがあるはずですから、一番寝心地の良い枕を使えばいいのですよ」

さらに、姿勢が悪くなることで首痛や肩コリにとどまらず、睡眠不足や不眠症にもつながります。

このような方々は眠れないために病院を受診して、安定剤や睡眠導入剤、これで駄目なら睡眠薬を飲んで寝るようになります。

薬を飲めば眠れるようにはなるでしょう。ですが、もっとひどくなると薬が効かなくなり、首肩の痛みの辛さと不眠でうつ状態になったり、精神症状まで悪化する患者さんも少なくありません。

すべて悪い姿勢が原因になっているのです。症状があるということは身体の不調を脳が教えてくれている、黄信号や赤信号の状態なのです。1日も早く身体を治して快適な生活を送れるようにすることをお勧めします。

ここまで症状がひどくなる前に、本書のエクササイズで悪い姿勢をリセットして正しい姿勢をインストールしましょう。

また、腰痛の患者さんに「布団やベッドは、硬いものと柔らかいものではどちらがいいのですか」という質問も多くされます。

質問されるのは腰痛の患者さんたちなので、寝ることで腰の痛みが出たり寝返りが痛い人や朝起きると腰が痛い人たちです。

テレビや雑誌で、「この寝具を使えば、背骨に負担がかからず熟睡できます」というようなキャッチコピーで販売しているのを、きっとご覧になったのでしょう。

これも枕と同じことです。寝具を変えたからといって身体の歪みが直るわけではありません。この場合は骨盤、腰椎、脊柱起立筋や臀筋の過緊張が原因で腰痛が起きているので、施術を受けて歪みを解消することが腰痛を克服する一番の近道です。腰痛が治ったら今までの寝具で大丈夫です。

1つ言い忘れていました。絶対に使ってはいけない枕と寝具の話をします。

まず、基本的に枕はなくても眠れます。子どもは枕なしで仰向けや横向き、うつ伏せで寝ていますよね。子育てをしたことがある方なら、ちゃんと寝かしつけたはずの子どもが、夜中に見ると頭と足が逆転していて、朝になれば元の位置に戻っているのを見たという経験があると思います。それなのに子どもは寝違えたり、首や肩が痛いとは言いませんよね。

これは、首や肩の関節、筋肉に柔軟性があるからです。大人になると、少なからず偏った姿勢や作業で身体に硬さを作り、柔軟性が失われています。ですから、仰向けはいいとして横を向いて寝るときは枕をしないと窮屈な人が多いのです。

使ってはいけない枕は**「高すぎる枕」**です。

前にも説明したように、頚椎は正常な姿勢であれば前弯カーブをしています。高い枕をすることでこの前弯カーブが失われ、真逆の後弯カーブになってしまいます。

デスクワークでずーっと下を向いている姿勢だと疲れますよね。この姿勢を眠っている時も続けるわけですから、首は寝ていても酷使されているのと一緒です。

枕の高さの目安は、枕をして仰向けで寝た時に顔が床と平行になっていることです。

天井を見あげるように顔を上に向けたときに硬さを感じたり痛みが出る人は、低い枕を使うと首に負担がかかってしまいます。仰向けになると顔より顎が上がってしまうため、コリや痛みの原因になります。

反対に、本を読んだりスマホを操作したりするときの、顔を下に向いている姿勢で首や肩が凝ったり痛みが出る人は、仰向けで顎より額が高くなる枕は、寝ていて首に負担がかかるので、コリや痛みの原因になります。

× 悪い姿勢

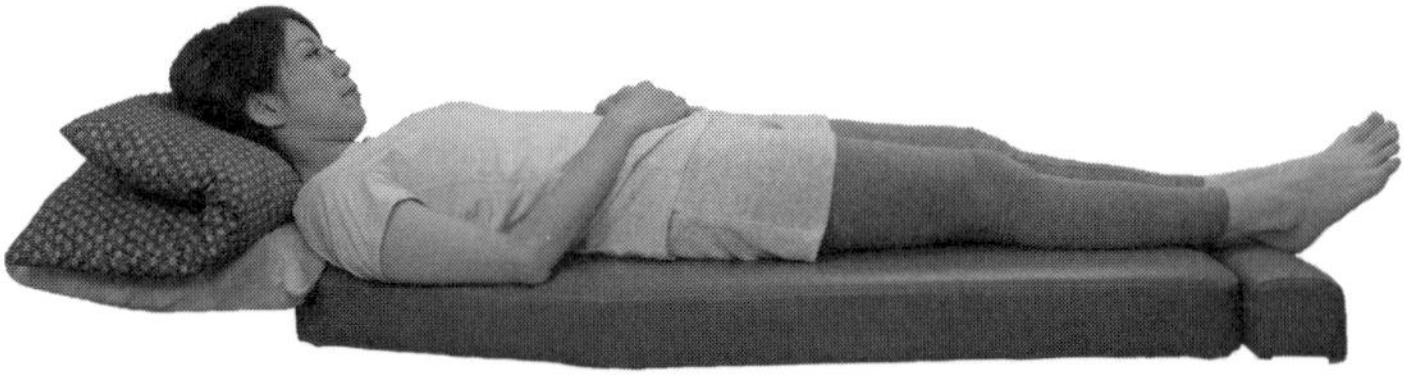

座布団やクッションで頭の位置を高くすると、首は後弯する

患者さんの中には、首、肩、背中、腕から指先までの激痛やしびれがあったり、重症化して握力や筋力が低下し腕をあげることもコップを持つこともできなくなり、皮膚の感覚まで麻痺して触っても何も感じない、という重篤な症状で来院してくる方がいます。このような症状のある方は、ほとんどの人が高すぎる枕で寝ています。

よくあるパターンは、寝ながらテレビを観るために、写真のように枕を二段重ねにしたり座布団を2つ折りに畳んで枕に重ねて使っているという状態です。

このまま寝てしまう人が多いので、慢性化して頚椎や筋肉がひどく固まり、あのような重篤な症状に見舞われます。

ここまで悪くならないよう、この姿勢で寝ている人はすぐにやめて、本書のエクササイズを始めてください。

次に、使ってはいけない寝具は**「柔らかいマットレス」**

です。

仰向けの姿勢で寝る場合で説明します。骨盤は直立、腰椎は前弯しています。しかし、**柔らかい寝具や、長年使って柔らかくなってしまったマットレスで寝ると、腰と背中が沈んでしまい、背中が丸まった悪い姿勢になってしまいます。**

寝ているときも悪い姿勢だと、寝返りするときに身体に負担がかかり、疲れも取れず熟睡できません。ご注意ください。

寝具業界の人に怒られそうですが、「形状記憶して、沈んでも元に戻って背骨をサポートします」と宣伝している低反発マットレスは、うたい文句に間違いないのですが、数年使うといつも重みがかかっている腰や背中、肩の部分がへたって柔らかくなり元に戻りにくくなって、凹んでしまいます。この凹んだマットレスに毎日寝ていれば悪い姿勢を癖づけているようなものです。

へたらなければ決して悪いものではないので、お金に余裕がある人はへたってきたら買い替えをお勧めします。

低反発マットレスでなくても、その他のベッドのマットレスも同じです。

買い替えのポイントは、**へこみの部分**です。いつも使っている寝具の、肩、背中、腰の部分を頭のほうから足先に向かって手のひらで、撫でるように触ってください。このとき、背中や腰の部分がはっきり凹んでいたら買い替え時です。

ただし、マットレスが裏側も使えるタイプでしたら裏返して使えば大丈夫です。

マットレスを長く使うコツは、３か月から半年に一度、裏返したり頭と足の部分が逆さまになるように交換して使うことです。そうすることで、全体的に使えてマットの寿命を長持ちさせ、身体にも良いです。先に挙げた低反発マットレスも同じように使うと長持ちします。

自分の姿勢を知り、正しい姿勢を知る

日常生活でどんな姿勢が良くないかお分かりいただけたと思います。

基本的には、首が下を向く、前肩になる、背中が丸くなる、猫背、腰が丸くなる姿勢が原因です。

悪い姿勢が癖づいてしまうと、様々な症状の原因となります。

正しい姿勢とは「身体が楽になる姿勢」です。

本書では正しい姿勢と悪い姿勢について説明しましたが、悪い姿勢で身体が癖づいて固まってしまったら、いくら正しい姿勢にしようと思ってもその姿勢ができなかったり、長続きしません。

そこで、悪い姿勢をリセットするための自己療法で、癖づいた身体をリセットして正しい姿勢をインストールしやすい身体に変える方法を紹介しました。

そして、さらに「身体が楽になる正しい姿勢」になるための「究極の重心」と「究極のエクササイズ・ペンギンポーズ」があります。

転ばぬ先の杖、今日から正しい姿勢になるようにエクササイズを行いましょう。

日々の生活で癖づいてしまったものをリセットして正しい姿勢をインストールすることが大事です。そうすると、痛みや不調から解放され、健康で美しい身体を手に入れることができます。

おわりに

私はカイロプラクティックという施術を通じて、身体の不調に悩む患者さんたちを40年間で延べ22万人以上診てきました。

そこで感じたことは、歪みで癖づいて硬くなった身体は、施術をして一度、身体の機能を正常に回復させて歪みをリセットしなければ、健康な身体を取り戻せないということです。

施術をして歪みを調整することで健康な身体に導くことはできますが、私はなぜそのような歪みが身体に癖づいてしまったか、そもそもの原因を探究しました。

その原因は大きく分けて2つあります。

1つは「外傷」です。

外傷とは、尻もちをついた、転んで腰をぶつけた、階段を踏み外したなどで直接骨盤を歪めるケースと、転んで膝をぶつけたり階段を踏み外して足底を強打したなど、間接的に骨盤を歪めるケースがあります。この時にできた歪みが原因で、症状がすぐ出るときもあれば、若くて柔軟性があった幼少期には症状が出なくても、その歪みが徐々に進んで数年後に発症するケースも少なくありません。

また、幼少期に階段から転げ落ちていたり、親が見ていない隙にどこかによじ登ろうとして転倒して頭をぶつける、体育でボールが頭に当たる（大人なら鞭打ち）など頭部や頚部の歪みの原因にはこのようなものもあります。

乳幼児や小学生の年代で、風邪をひきやすい、頭痛やめまい、腹痛、腰痛、膝痛、成長痛、アレルギーなどの症状が出ているほとんどの子どもに外傷性の歪みがあります。風邪をひきやすいのは体質だからと諦めていないでしょうか。成長に伴う痛みと診断される「成長痛」も本来それが原因ではありません。これらの症状は全て、身体の歪みが原因です。子どもといえども身体は歪むことはあるのです。

外傷性の歪みは、外力によって歪みが生じるため、通常の生活習慣の歪みとは全く違う歪み方をしています。身体を診ればすぐ分かります。

来院された患者さんに、痛みが出た原因が何かありませんかと聞いて、特に思い当たることはないという場合、外傷が原因のケースが意外に多いのです。

もう1つは「持続性不良姿勢」です。

これはどういうものかというと、本書で紹介した横座り、休めのような立ち方、家事や育児、仕事の姿勢など正しくない悪い姿勢がいつのまにか癖づき、習慣になって歪みを作ってしまうケースです。

例えば、首全体が片方に捻《ねじ》れているケースだと、テレビを観ながら食事や団らんしているときに食卓の定位置から必ず首をテレビの方向に捻ったまま観ていたり、寝ながらテレビや携帯、読書をするなどもこれにあたります。

腰の場合は、「荷物の移動で反復して身体を捻る」「仕事場のパソコンを使うのに身体を捻った姿勢で長時間デスクワークをする」「育児で子どもを左右どちらかの腰に乗せて抱く」「その姿勢のままで家事をする」「通勤や通学のカバンが重い」「じっと立っているときに休めの姿勢で立つ」「足を組むときに組みやすい側がある」「床に横座りで座るとき足を崩しやすい側がある」などが原因になります。

「外傷」と「持続性不良姿勢」、この2つのどちらのケースでも、高校や大学、就職してから、30代、40代、50代のどこで発症するかは、職種やスポーツ、家事や出産や子育てなど身体の使い方で個人差があります。

人によっては80歳まで健康で動けたのに81歳で発症するケースもあり、病院で「加齢によるものです」と診断されます。そして、ほとんどの人が「加齢じゃ仕方ない」と諦めてしまいます。

患者さんから「母が85歳で、1ヶ月前から腰が痛くて歩くのも辛くなり、整形外科を受診したら加齢といわれました。この歳ではもう治らないですよね」と相談を受けることが多々あります。私は「それまで腰痛はなかったのですか」とたずねると「それまでは身の回りのことは全部自分でできて、よく歩くし買い物や旅行もできていました」と返ってきます。

慢性腰痛がある人は歪みが以前からあり、それをちゃんと施術して改善していないから再発を繰り返しているので多少回数がかかりますが、1ヶ月前に初めて痛くなった人はそこで症状が出たばかりなので、高齢であろうが数回の施術で歩けるように回復して元気になります。

私は施術をして身体を改善に導きますが、重要なのは何が原因でどんな悪い姿勢でこの歪みができたかを患者さん自身に向き合ってもらうことです。健康な身体と正しい姿勢を取り戻していただくために、その患者さんと共に姿勢の癖を探し出して、原因を理解していただき、施術と同時進行で自己療法と究極の姿勢改善エクササイズを実践してもらいます。1日でも早く健康で美しく楽しい、身体が楽になる姿勢を手に入れてもらえるよう日々探求しています。

取り戻した身体をそのまま維持するには、この究極のエクササイズを習慣化してもらうことが再発防止につながります。

巷では、「これが正しい姿勢です」「背筋を伸ばしましょう」「肩甲骨を動かしましょう」など、様々な姿勢改善法が紹介されています。

それを実践しても長続きしなかったり、痛みが出る人がいます。これは癖づいた身体をリセットしてないからです。癖づいた身体は正しい姿勢に変えようとしてもすぐに悪い姿勢に戻ってしまいます。

私の施術を受ければ癖づいた身体を一早くリセットできます。姿勢改善エクササイズとペンギンポーズは患者さんに自宅でもやってもらい、施術との相乗効果を図る目的で開発しました。

しかし、本書を読んでいただいたほとんどの方は、当院を受診することが難しい人だと思います。そこで今回、来院しなければ手に入れられないエクササイズとペンギンポーズを本書で公開することで、皆さんの辛い症状が少しでも改善に向かうよう、または予防のお役に立てるように解説しました。

本著の中の悪い姿勢が当てはまる人は、姿勢チェックをしていただきご自身の身体のどこがどう癖づいているか確認してください。そのうえで姿勢をリセットする自己療法をまず行い、エクササイズと究極のかかと重心とペンギンポーズを習慣化してみてください。

癖づいた辛い身体から解放され、やりたい事が何でもできる健康な身体を取り戻し、明るい未来を手に入れましょう。

私もさらに、皆様がもっともっと健康になれるよう日々研究を惜しまず、原因の解明と施術法、エクササイズを開発し続けたい所存です。

すべては患者さんのために。

最後にこの本の出版にあたり、多くの患者さんに協力していただき、姿勢の分析をさせていただきましたことを深く感謝いたします。

また、この企画を提案くださった彩図社の編集長・本井敏宏様、図版、写真、構成、すべての編集に携わっていただいた大澤泉様、栩兼紗代様、本当にありがとうございました。

本の推薦文を書いてくださった大島由香里様、心から感謝いたします。

写真撮影をお願いしたカメラマン神取知華子様、アシスタントの角田幸也様、モデルを快く引き受けてくださった楠有紀子様、大変お世話になりましたこと、深く感謝いたします。

また、いつも陰で支えてくれる妻・由喜子、カイロプラクティックの道を共に選び出版に協力してくれた3人の息子・聖司、光洋、諭に感謝いたします。

２０１８年 夏
著者

【参考資料】
・日本整形外科学会 / 日本腰痛学会監修・日本整形外科学会診療ガイドライン委員会、腰痛診療ガイドライン策定委員会編集『腰痛診療ガイドライン 2012』（南江堂）
・黒澤尚著『こんな医者があなたのひざを破壊する！』（わかさ出版）
・久保田隆介監修『HS メソッドマスタープログラム』（治療院マーケティング研究所）

【お問い合わせ】
〒 253-0034 神奈川県茅ケ崎市緑が浜 7-57 湘南カイロ
E-mail shonanchiro@gmail.com
※来院される患者さんの予約や施術があるため、施術の予約以外は、お電話でのお問い合わせを控えさせていただきます。
予約以外のお問い合わせは葉書か封書、メールで上記へお願いします。

【湘南カイロ分室のご案内】
○湘南カイロ緑が浜治療室 神奈川県茅ケ崎市緑が浜 7-57
0467-87-5080
○湘南カイロ茅ヶ崎治療室 神奈川県茅ケ崎市共恵 1-2-1 池杉ビル 1F
0467-87-0660
○湘南カイロ鎌倉治療室 神奈川県鎌倉市由比ガ浜 3-3-22
0467-24-0178
○湘南カイロ平塚治療室 神奈川県平塚市明石町 24-33 藤和シティコープ湘南平塚 1F
0463-86-6928
○湘南カイロ池袋分室 東京都豊島区南池袋 1-19-12 山の手ビル東館 12F ユニバーサルカイロプラクティックセンター内
0467-87-5080

【著者略歴】

高木二朗太（たかぎ・じろうた）

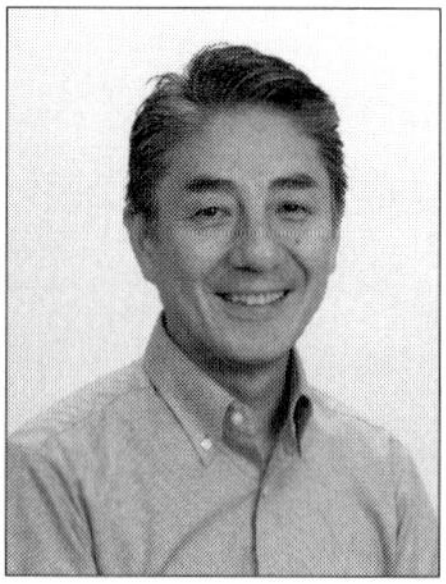

1960年、神奈川県茅ヶ崎市生まれ。PAAC認定カイロプラクター。SOTベーシック資格認定者。

高校卒業後、整体院に弟子入り。按摩マッサージ指圧師免許取得。

その後、カイロプラクティックに出会い、パシフィック・アジア・カイロプラクティック協会（PAAC）附属の「ユニバーサル・カイロプラクティック・カレッジ（UCC）」卒業。カイロプラクティック院で修行を積む傍ら、柔道整復師免許を取得。

1987年、茅ヶ崎で湘南カイロを開業。３人の息子もカイロプラクターとなり、茅ヶ崎市に２店舗、鎌倉市に１店舗、平塚市に１店舗開設。

講師としてPAAC主催のセミナーを、長年の臨床経験と独自の調整法を応用手技療法と題して東京、大阪、名古屋、札幌、仙台、佐賀で開催。

著書に『１日３分の自己療法で腰痛は治る！』（彩図社）がある。『わかさ』、『安心』、ムック本などに自己療法を掲載。

【協力】
モデル　楠有紀子
撮影　神取知華子、角田幸也

身体の痛みと不調が消える **究極の姿勢**

平成30年9月19日　第一刷

著　者　高木二朗太

発行人　山田有司

発行所　株式会社　彩図社
東京都豊島区南大塚3-24-4
MTビル　〒170-0005
TEL：03-5985-8213　FAX：03-5985-8224

印刷所　シナノ印刷株式会社

URL：http://www.saiz.co.jp
https://twitter.com/saiz_sha

ISBN978-4-8013-0322-5 C0047